INDICE

En memoria de mi querido padre, amigo y guía
Mario Schilling Besoain

INTRODUCCIÓN

El juego del inconsciente que se encarga de avisarnos que algo ocurre en nuestro interior de un modo tan inapropiado como un ataque de pánico se acabó, es posible eliminar ese aviso y para siempre.

El objetivo de este libro se centra principalmente en nuestra experiencia de más de 20 años trabajando con cientos de pacientes que han sufrido trastornos ansiosos, en especial con presencia de ataques de pánico.

Para poder comprender cómo hemos resuelto este tratamiento, se hace necesario conocer y analizar los tipos de tratamientos más exitosos publicados y qué los diferencia con este nuevo e inédito modelo explicativo y de tratamiento.

Durante décadas la Crisis de Pánico ha ido en aumento y hasta ahora lo único que aparece como solución consiste en medicamentos o terapias paliativas que apuntan a manejar la crisis, o calmarla cuando ésta aparezca.

Durante más de 20 años trabajando como psicólogo clínico con empleo de la hipnosis clínica, nos fuimos dando cuenta de que este complejo trastorno ansioso sí tenía cura, es decir, que era posible la remisión de su sintomatología y para siempre.

Este libro por lo tanto no busca enseñarles a las personas estrategias para controlar la crisis cuando aparezca, como la gran mayoría de los textos en esta línea, sino dar luces para comprender su etiología, es decir, por qué les ocurre a ciertas personas, cómo pueden enfrentar este problema y la forma de tratarlo.

Para poder entender esto de forma consistente, podemos empezar por revisar los elementos generales de la ansiedad, los argumentos que hasta hoy se postulan, para luego desglosar de dónde viene el pánico y sus enfoques de tratamiento común.

Abordando el tema de manera más profunda podremos definir hasta qué punto el sentir ansiedad, miedo o pánico se encuentra dentro de un contexto saludable y cuando pasa los límites, en dónde llega a afectar seriamente nuestra salud.

Es así como en algún momento de nuestra vida, todos hemos sentido miedo, siendo éste un mecanismo de defensa usado como instinto de conservación, que nos hace actuar de forma inmediata ante la presencia de algún peligro, y nos permite estar en estado de alerta ante cualquier amenaza.

Las crisis de pánico entonces deberían entenderse como respuesta de nuestro organismo a una sensación de peligro. Al reaccionar con sensaciones de angustia, taquicardia y temor en el momento de ser atacados por un extraño con un arma cortopunzante, podríamos decir que nuestra reacción de miedo y emociones internas que lo acompañan, son consideradas algo normal. Cuando nuestro cerebro advierte un peligro, así sea producto de nuestra imaginación, inmediatamente se activa nuestro sistema de alarma induciendo varios cambios fisiológicos que preparan al organismo para afrontar el peligro como si éste fuera real. De esta manera, para cada cambio fisiológico que sentimos al presentar una *crisis de pánico* hay una explicación, debido a que el cuerpo se prepara para huir o atacar, pero al no ser una amenaza real sino producto de elementos más inconscientes, lo que verdaderamente empieza a afectar es nuestra salud.

Cuando las *crisis o ataques de pánico* se presentan de manera frecuente, se le llama a esta enfermedad trastorno de pánico, y está clasificada dentro de lo que denominamos el trastorno de ansiedad, que encierra todos los tipos de fobias y miedos, incluyendo el pánico. Dentro de los rasgos distintivos comunes a todos los trastornos de ansiedad, se acostumbra enumerar los siguientes rasgos típicos determinantes de los estados de ansiedad: temblores, intranquilidad, pulsaciones cardíacas, hipertensión y tendencia a aislarse del mundo.

Las personas con ansiedad tienen un comportamiento característico de evitar o alejarse de aquello que les produce ansiedad, así sean arañas, alturas, autopistas, multitudes, reuniones, dirigirse al público o cualquier otra cosa. Este comportamiento a corto plazo reduce la ansiedad, pero como se está evitando en lugar de afrontarla, lo que se logra a largo plazo es una intensificación de ésta, logrando que perjudique seriamente nuestra vida cotidiana y entorno social.

El problema con las personas con crisis de pánico, a diferencia de los fóbicos, se da en que no tienen elementos de mayor control evitativo. Las personas sienten que no hay nada realmente que puedan hacer para evitar que les ocurra un ataque. Aun así presentan múltiples conductas evitativas, muchas de ellas relacionadas en alguna oportunidad con las crisis. Es decir, si una persona ha experimentado su primer ataque de pánico en una carretera rumbo a la playa, ésta evitará a toda costa viajar en carreteras, considerando como posible estímulo desencadenador este elemento. Aun así, los ataques de pánico seguirán ocurriendo en otros contextos.

Es así que gran parte de la gente prefiere vivir con su ansiedad que buscar ayuda. Muchos piensan que sólo existe el tratamiento farmacológico, sintiendo nuevamente gran miedo por sus efectos secundarios o costos. Es por eso que para tratar los trastornos de ansiedad, y más específicamente los relacionados con el pánico, veremos que existen múltiples alternativas de tratamiento que buscan principalmente disminuir y/o controlar las crisis y la ansiedad.

Esperamos que este libro sirva como una completa guía o ayuda para quienes creen tener un trastorno de pánico y deseen tener más información para identificar a plenitud su padecimiento, buscar ayuda y encontrar la tranquilidad que tanto anhelan.

Crisis de pánico, Game Over, como dice su título, es una luz de esperanza para miles de personas en todo el mundo que presentan este problema y no han encontrado una respuesta y solución definitivas. A partir de nuestra experiencia clínica, estamos seguros de que los ataques de pánico y los trastornos ansiosos sí tienen cura, sí tienen fin.

PRIMERA PARTE
LA ANSIEDAD

ANSIEDAD

Si conoces al enemigo y te conoces a ti mismo, no temas el resultado de cien batallas; si te conoces a ti mismo, pero no conoces al enemigo, por cada batalla ganada perderás otra; si no conoces al enemigo ni a ti mismo, perderás cada batalla.
Sun Tzu, *El Arte de la Guerra*

Para poder adentrarnos en el tema de las crisis de pánico, se hace necesario abordar todo aquello que se relaciona con los trastornos de ansiedad, es decir, para poder comprender a cabalidad debemos ir de lo general a lo particular. Como todo inicio, deberemos en primer lugar conocer el significado técnico de la palabra ansiedad, de dónde viene y hasta qué punto el sentir ansiedad se vuelve en un problema de salud para nosotros.

El término *ansioso* viene de la palabra latina *angere* cuyo significado se refiere a ahogarse, sofocarse o asfixiarse. Es muy interesante, pues por lo general este síntoma es uno de los primeros que presentan los pacientes que consultan por ansiedad. Muy a menudo es la sensación de opresión en el pecho y garganta, además del ahogo. En ocasiones se presenta la sensación de falta de aire, por lo que las personas suspiran con frecuencia.

La ansiedad se puede presentar de varias maneras, y es por esta razón que se nos muestra un problema inicial, ya que al momento de explicar en qué consiste verdaderamente la ansiedad, no tendremos una sola respuesta.

Es entonces una necesidad presentar las múltiples formas en que a lo largo de los años la ansiedad ha sido clasificada. Es así que la ansiedad se ha estudiado como si fuese una reacción emocional, respuesta o modelos de respuestas, muestra de personalidad, condición, síntoma, síndrome y manifestación interna.

La ansiedad es considerada como una de las emociones humanas básicas que fomenta, en la mayoría de los casos, una apropiada respuesta de adaptación ante muchas de las situaciones de tensión, peligro o amenaza que se nos presentan en el diario vivir, y que generalmente se percibe como una sensación no muy grata de ilusión aprehensiva o de percepción de amenaza bajo una determinada situación. Cuando la persona que experimenta ansiedad le da un significado legítimo a su experiencia, esta certeza trae consigo todo tipo de complicados cambios conductuales, cognitivos y fisiológicos que generan un estado de alerta y excitación, permitiendo a esta persona enfrentarse a la amenaza y logrando así una función de protección.

Es decir, si voy caminando en un bosque y de pronto observo que muy cerca de mí se encuentra una serpiente, será legítima la sensación de miedo y el aumento del ritmo cardíaco lo que adaptativamente me lleve a huir hacia la dirección opuesta del reptil.

Es así como la ansiedad es útil, es una alarma que nos prepara para actuar y activa al organismo en caso de emergencia, cumpliendo un papel tan importante como el del dolor, en su calidad de instrumento de supervivencia. Además, cuando la ansiedad no se presenta de manera excesiva, sirve como base de aprendizaje y nos aporta motivación para lograr placer y evitar el sufrimiento. Es así que será necesario que el estudiante sienta un grado razonable de temor a obtener una mala calificación o reprobar.

Al igual que el ejemplo del hombre en el bosque y el estudiante, la ansiedad es considerada como el mecanismo adaptativo que hace que el organismo se ponga en marcha con unas conductas de defensa, las cuales aparecen por lo tanto ante cualquier situación que implique una amenaza latente o un peligro real para nosotros mismos, o que simplemente sea interpretada como tal.

Podemos hacer el experimento de imaginarnos cómo sería la vida si no hubiera ansiedad; en un principio sería maravillosa. Al despertar cada mañana vendrían a nuestra mente únicamente las experiencias placenteras que nos esperan, nada nos generaría miedo y veríamos el futuro lleno de paz y seguridad. Entonces, analicemos otra vez, si no experimentamos ansiedad, chocaríamos con el auto de adelante cada vez que frenara pues al no sentir temor de lo que pueda suceder, nuestra reacción sería sumamente lenta. Si no nos preocupara el futuro, la jubilación sería aburrida y lenta. La total ausencia de ansiedad generaría que no nos interesara llegar tarde a una reunión de trabajo y llegar sin ninguna preparación. La ansiedad verdaderamente llega a convertirse en un problema en el momento en que se presenta con mucha frecuencia o tiene una duración muy larga, obstruye el desarrollo de nuestros proyectos, es desproporcionada cuando la situación no lo amerita, hace que sintamos que vamos a morir, como si fuera el fin del mundo por el simple hecho de tener que rendir un examen, así nos encontremos preparados; la ansiedad hace que estemos en una constante lucha por controlar nuestras emociones pero no logramos obtener tranquilidad.

Es habitual en la consulta encontrarnos con personas que buscan ayuda en la preparación psicológica ante exámenes de grado en la carrera de derecho, muchos de ellos de carácter oral. Es frecuente que se estén presentando por segunda o tercera vez a rendirlos, luego de haber reprobado no por falta de estudio, sino por presentar bloqueos ansiosos al momento de estar frente a la comisión examinadora o profesor evaluador. Es decir, la ansiedad primó por sobre los procesos cognitivos, impidiendo a la persona poder acceder a sus conocimientos y responder adecuadamente. La expectativa de estos pacientes será entonces no presentar ningún tipo de ansiedad en el examen. Esto también, como se ha expuesto anteriormente, es negativo. Será necesario entonces contar con "una cuota saludable" de ansiedad que le permita estar alerta a las preguntas y poder dar respuesta a éstas de modo oportuno.

Como los síntomas de la ansiedad son tan comunes a otros trastornos psicológicos, definirla ha generado una gran ambigüedad, pues para precisar el estado de ansiedad se utilizan muchos otros términos, los cuales a lo largo de los años han resultado ser síntomas de este mismo fenómeno. Entre los términos más usados se hallan los siguientes: miedo, pánico, temor, angustia, estrés, amenaza, frustración, tensión y neurosis experimental. Es así como muchos de nosotros, al experimentar estos síntomas, creemos que estamos padeciendo un trastorno de ansiedad pues empezamos a sentir temblores, sudamos, nos dan náuseas y experimentamos palpitaciones, pero en muchos de los casos esto hace parte de otro trastorno o simplemente nos dejamos llevar por la imaginación, es así como cuando un estudiante de medicina piensa que padece cada una de las enfermedades nuevas que estudia, o quienes leen libros de sicología empiezan a creer que tienen alguno de estos trastornos. Pero no debemos sugestionarnos si nosotros o alguno de nuestros seres queridos tiene uno o varios de estos síntomas, pues todos de vez en cuando presentamos unos cuantos.

A lo largo del tiempo, se ha visto el fenómeno de la ansiedad desde un punto de vista unitario o unidimensional. Pero este concepto ha ido cambiando con el transcurrir de los años, hasta llegar a que en la actualidad, la ansiedad se considera una respuesta emocional de tendencia múltiple, es decir, que afecta al organismo en varios sistemas, principalmente a los sistemas de respuesta cognitivo, fisiológico y motor.

Aunque de vez en cuando todos nos sentimos preocupados, estresados y ansiosos, estas emociones causan en el mundo muchísimo dolor y sufrimiento a una gran cantidad de personas. La ansiedad ocasiona desastres en los hogares, acaba con las relaciones, genera ausentismo laboral e imposibilita que alcancemos una vida plena y productiva.

Dentro de los llamados "trastornos mentales", la ansiedad es el más común, seguido por el estrés y la depresión. Aunque las estadísticas cambian de un país a otro, el trastorno mental que más se presenta en el mundo es el "trastorno de ansiedad", pues se clasifica en varios tipos que analizaremos con detenimiento más adelante.

TRASTORNO DE ANSIEDAD

Los trastornos de ansiedad en sí se definen como un grupo de enfermedades determinadas por la presencia de preocupación, temor excesivo, tensión o activación, que provoca un deterioro clínico y malestar notablemente significativo en las actividades del sujeto.

La diferencia entre la ansiedad normal y la ansiedad patológica radica en que el estado de alerta o excitación se extralimita muy por encima de los límites del umbral emocional, la frecuencia con la que aparece y su duración, inclusive cuando el individuo no se encuentra expuesto a ningún estímulo que la desencadene: se vuelve insistente, intensa y gana autonomía frente a otros estímulos del medio ambiente, también toma grandes proporciones frente a los eventos que la causan y lleva al retraimiento o a presentar conductas evitatorias. Tal como fue expuesto antes, si estoy en el bosque y me encuentro con la serpiente lo esperado será entonces sentir miedo y huir. Si ante la misma escena me paralizo o comienzo solamente a gritar y llorar intensamente, y esto perdura incluso fuera del bosque, y en momentos en donde el peligro no se encuentra, entenderemos que la conducta se encuentra lejos de ayudar a la supervivencia frente al peligro.

Es así como la ansiedad patológica se diferencia de la ansiedad normal por las características en las que se presenta (intensidad, inexactitud, repetición, autonomía, desproporción y efectos en el comportamiento del individuo), a esto se le podría sumar que afecta de manera negativa el rendimiento y funcionamiento psicosocial, pero no por la cualidad de la emoción en sí. Por tanto, la presencia de ansiedad más anormal se puede dar en la mayoría de las patologías médicas o enfermedades, puesto que éstas establecen para el individuo una amenaza a su salud, integridad física, actividad diaria y en último término a su supervivencia, incluyéndose así dentro de la categoría de síntoma.

Dentro de la categoría de síntoma, podemos decir que la ansiedad se ubica dentro de un gran espectro de patologías psiquiátricas. Pero cuando la ansiedad se ubica dentro del núcleo central de otra serie de síntomas clínicos específicos, entonces es lo que llamamos "trastornos de ansiedad".

El número de personas que padece trastornos de ansiedad ha aumentado en los últimos años, por lo que en la actualidad es el trastorno mental que se presenta con mayor frecuencia; esto se debe a que la vida nunca fue tan compleja como lo es ahora. En vez de aminorar, la carga laboral ha ido en aumento. La transformación de las familias en la mayoría de los casos por el rompimiento de las parejas ha ido en aumento y esto ha traído en muchos de los casos nuevas y grandes fuentes de estrés. Las noticias que a diario leemos en la prensa, escuchamos en la radio o vemos en la televisión, a menudo vienen cargadas de las últimas atrocidades, muchas de las veces inundando nuestro hogar de un sentimiento de angustia. Tanto así, que pareciera que la prensa no tuviera más temas que la guerra, la violencia, el crimen y la corrupción. El terrorismo, la violencia y la delincuencia en muchos países ha llevado a sus ciudadanos a vivir en todo momento en una constante alerta, apoyada también por los medios de comunicación que destacan dichas noticias.

A pesar de lo estresante que es el mundo moderno, sólo unas pocas personas que sufren trastornos de ansiedad reciben tratamiento. Esto es sumamente grave porque la ansiedad no únicamente ocasiona dolor emocional, sino que también puede generar la muerte del individuo, pues es una de las causas principales de suicidio en el mundo. Aparte de esto, la ansiedad también genera un costo económico inmenso para la sociedad. Cuando la ansiedad ha llegado al punto de afectar su vida, entonces obviamente usted tendrá que pagar un costo más alto en muchos aspectos de su cotidianidad, no sólo en la parte emocional (que es la que más se siente), sino también en los siguientes aspectos:

Costo físico: Con la ansiedad viene toda una serie de afecciones de salud como hipertensión, gastroenteritis, migraña, entre muchas otras. Incluso diversas investigaciones han mostrado que ciertos trastornos crónicos de ansiedad cambian la constitución de algunas estructuras cerebrales.

Sobrepeso: Una de las hormonas que se relaciona con el estrés es el cortisol, y la ansiedad genera altos niveles de ésta, provocando no solo acumulación de grasa en la zona abdominal, sino que también aumenta las probabilidades de sufrir un derrame cerebral o adquirir enfermedades de las arterias coronarias. Y aparte de esto no debemos olvidar que la acumulación de estrés nos generará más deseos de comer.

Aumento de las consultas: Al generar todo este tipo de síntomas, se aumenta la cantidad de visitas a los distintos especialistas, psiquiatra, neurólogo, gastroenterólogo, nutricionista, nefrólogo, y no solo eso, las personas ansiosas tienden a preocuparse mucho más por su salud, porque constantemente están pensando que van a morir.

Costo familiar: Genéticamente hablando, los padres ansiosos tienden a tener hijos ansiosos; en la mayoría de los casos los niños aprenden por observación: si en presencia del niño gritamos al ver una araña, él sentirá la angustia generando también fobia a las arañas, e irá aumentando sus niveles de ansiedad cada vez que vea una.

Problemas sociales: A las personas con ansiedad se les dificulta relacionarse en la sociedad, pues estas personas tienden a irritarse con más facilidad. Tienden a aislarse emocionalmente o, en caso contrario, generan apego o dependencia excesivos, y por lo tanto insanos, hacia sus parejas generalmente, aunque se ha visto en algunas ocasiones de mamás con sus hijos.

Abandono laboral: Las personas con un trastorno de ansiedad tienden a ausentarse más de su trabajo, no solo por mitigar su malestar emocional, sino también por sus problemas para adaptarse en sociedad; generalmente solicitan muchos permisos para asistir a citas médicas.

Dentro de los costos que los trastornos de ansiedad traen a la sociedad, se puede decir que cuesta miles de millones de dólares al mundo entero. Los reportes que dan únicamente en Estados Unidos muestran que su costo incluso supera a la esquizofrenia, depresión o cualquier otro trastorno mental.

POSIBLES CAUSAS DE LOS TRASTORNOS DE ANSIEDAD

A lo largo de una extensa revisión bibliográfica y de experiencia clínica durante largos años, presentaré las principales causas de los trastornos de ansiedad. Esto no quiere decir que dichos factores compartan exactamente las mismas causas de las crisis de pánico, sino más bien de los trastornos ansiosos a nivel general.

Causas genéticas

Cuando hablamos desde el punto de vista rigurosamente científico, al referirnos a "causas genéticas" deberíamos enfocarnos en detectar alguna variación en el mapa genético, o indirectamente a través del estudio con hermanos gemelos, en cuyo caso, como es de esperar, los gemelos idénticos muestran mucha más similitud desde el punto de vista de los problemas de ansiedad que los gemelos fraternos y demás hermanos; esta diferencia nos llevaría a pensar más en "propensión" que en "incidencia genética determinante", entendiendo la propensión como el aumento de posibilidades de la manifestación del trastorno, sin que esto implique su aparición forzosa. Esta aparición depende, bajo ciertas circunstancias, del medio ambiente así como los amigos y la crianza pueden inducir el desarrollo del trastorno. Cuando vivimos exageradamente preocupados y tensos, miremos a nuestros familiares. Muchos estudios han mostrado que aproximadamente el 25% de los familiares de los pacientes con trastorno de ansiedad también presentan varios de los síntomas.

De acuerdo a varios estudios, muchos de los pacientes que presentan trastornos de ansiedad tienen una mutación genética que influye en las reservas de serotonina, un neurotransmisor que aparentemente contribuye al bienestar emocional. La insuficiencia de serotonina en el cerebro hace que aumente la probabilidad de sufrir de depresión, crezcan las preocupaciones y, por lo tanto, la ansiedad.

En los capítulos finales del libro presento las bases teóricas de las crisis de pánico en donde expongo en detalle los aspectos genéticos y cómo éstos son factores relevantes.

Causas fisiológicas y orgánicas

En el momento de establecer el origen de la ansiedad, debemos cuestionarnos, primeramente, si las causas individualmente orgánicas inciden o no en el trastorno. Clínicamente se ha comprobado que algunos trastornos orgánicos tienden a ocasionar o aumentar los síntomas de ansiedad, tales como:

- Adicciones (sobre todo en el síndrome de abstinencia).
- Enfermedades del sistema respiratorio: bronquitis o asma.
- Trastornos en la tiroides, tales como el hipertiroidismo, que causa bajas de peso y problemas para conciliar el sueño, haciendo que seincremenen las probabilidades de presentar un episodio de ansiedad.
- Un aumento en la producción de adrenalina generalmente debido a fallas en las funciones que ejercen las glándulas suprarrenales. El aumento de adrenalina puede ser una causa de exclusividad fisiológica, la cual produce síntomas muy parecidos a los que ocasionan una crisis de pánico o ansiedad.
- Hipoglucemia: cuando hablamos de pacientes diabéticos, la ansiedad se puede producir por un error en la administración de la insulina, por una mala alimentación o por el estrés.
- Drogas, medicinales o psicoactivas, tienen la tendencia a generar síntomas de ansiedad por los efectos secundarios que ocasionan, o debido a la abstinencia de la droga. Dentro de estas drogas se encuentran los medicamentos que se formulan para el trastorno de hiperactividad con déficit de atención, en especial las anfetaminas, benzodiacepinas (durante la abstinencia), alcohol, marihuana, nicotina, broncodilatadores (para trastornos del sistema respiratorio o asma), cocaína, cafeína, medicamentos para el resfriado, pastillas para adelgazar y medicamentos para la tiroides.

- Problemas en el oído, en especial los que están relacionados con el denominado síndrome de Meniers, que pueden ocasionar episodios de mareo o vértigo.
- Una mala dieta también puede ocasionar problemas de ansiedad, por ejemplo, al generar niveles bajos de vitamina B12.
- En raros casos, cuando se tiene un tumor en la glándula suprarrenal (feocromocitoma), puede causar ansiedad o síntomas parecidos a los del estrés. Estos síntomas son ocasionados por una sobreproducción de las hormonas responsables de las emociones que causan los trastornos de ansiedad.
- Finalmente, recientes investigaciones han mostrado que las predisposiciones alérgicas de algunos pacientes, que hasta el momento no se habían tenido en cuenta, son capaces de ejercer una gran influencia tanto en las crisis de pánico como en los otros trastornos de ansiedad.

Todas estas patologías orgánicas tienden a presentar síntomas muy parecidos a los que se manifiestan en los trastornos de ansiedad, por lo que deben ser debidamente diagnosticadas y tratadas. Dentro de los síntomas psicofisiológicos se encuentra la distonía vegetativa, que puede ser la que ocasiona en algunos casos episodios de ansiedad. En los individuos que tienen ansiedad debido a una distonía vegetativa se puede encontrar una disfunción en la coordinación.

Por lo general recomiendo a mis pacientes una evaluación completa de tiroides, ya que no siempre basta con un examen de sangre para descartar problemas en esa glándula.

Modelos de crianza

Los hijos tendemos a culpar a nuestros padres por todo lo que nos aqueja. Pero, generalmente, nuestros padres tratan de educarnos –una tarea sumamente difícil– de la mejor manera posible. Aunque en muchos casos no se merecen tan mala fama, debemos reconocer que son responsables por la forma en que nos criaron. Es por esto que vemos que han contribuido de alguna manera a nuestras tragedias y traumas infantiles.

Si buscamos estilos de crianza y ansiedad se conocen tres que generan ansiedad en los hijos:

Sobreprotector: Cuando los padres son sobreprotectores tienden a impedir que sus hijos sufran la más mínima dificultad. Cuando se caen, ellos se lanzan a recogerlos del suelo sin permitir ni siquiera que se raspen una rodilla. Cuando sus hijos se encuentran con algún contratiempo o dificultad en sus vidas, ellos se la solucionan. Debido a esto, estos niños no perfeccionan habilidades para enfrentar el temor y la ansiedad, y tienden a tener muy baja tolerancia a la frustración.

Desde mi posición de padre de niños en etapa escolar veo con preocupación grupos de WhatsApp de los padres de cada curso. Ellos están más pendientes que sus propios hijos de los exámenes, pruebas, materiales que deben llevar a la escuela y un sinnúmero de deberes, y finalmente, son los padres quienes se hacen cargo en vez del niño, que es el verdadero responsable.

Supercontrolador: Este estilo de padre,es el que tiende a educar a sus hijos controlando totalmente todas las actividades que ellos realizan. Manejan todos los detalles, pasando por cómo deben jugar hasta la forma en la que deben resolver una operación matemática, incluyendo la manera en la que deben ir vestidos. Estos padres limitan la independencia de sus hijos y tienden a fomentar la dependencia y la ansiedad.

En el ejemplo de los padres que forman grupos en redes sociales del grupo escolar también entran en esta categoría de supercontrolador.

Inconsistente: Los padres que tienden a educar bajo este estilo obligan a sus hijos a seguir límites y reglas erráticas. Es cuando, por ejemplo, se muestran iracundos ante una situación sobre la cual el día anterior se habían mostrado comprensivos, y esto genera confusión. Al ser las reacciones de sus padres impredecibles, los niños educados bajo este modelo de crianza no logran establecer la relación existente entre su conducta y las consecuencias. Por lo tanto, poseen una total falta de control sobre los acontecimientos que pasan en su vida y por consiguiente esto les genera ansiedad.

Es así, sin subestimar una participación probable de la parte genética, que se considera de gran importancia la crianza- educación a cargo de padres que generan miedo y preparan un terreno ya dispuesto a formar un trastorno de ansiedad. La visión de todos los individuos está ligada incondicionalmente a la forma de vida de sus padres como emisores en primera instancia de las formas en que vemos el mundo circundante, en que vemos a los demás y a nosotros mismos. Esta emisión se realiza por medio de los padres que nos muestran su modelo de vida de forma natural y espontánea. Los pacientes que sufren trastornos de ansiedad han hallado en sus padres actitudes ansiosas, que se han implantado en el estilo de vida de sus hijos y de generación en generación se observa claramente la transmisión de tales conductas.

Por tanto, parece posible que estas relaciones faciliten en las personas cuadros ansiosos. Más adelante veremos cómo en las apariciones de ataques de pánico, en estados ansiosos más severos, la participación de las relaciones parentales pueden jugar un rol protagónico.

Estrés como factor generador de ansiedad

En pleno siglo XXI hemos notado la popularidad que ha ganado el concepto de "estrés", esto debido a varios factores pero principalmente a la vida acelerada que llevamos y a la búsqueda de la satisfacción inmediata de nuestras necesidades.

El término de *estrés* fue utilizado por el premio nobel Hans Selye con el fin de describir lo que conocíamos anteriormente como *síndrome general de adaptación,* el cual básicamente consiste en una respuesta de alarma ante una amenaza, con sintomatología en el organismo, que trata de volver al equilibrio o funcionamiento normal a partir de una cantidad de reacciones psicológicas automáticas. Para que nuestro organismo genere síntomas de estrés, es necesario que identifique los factores estresores, que generalmente dependen de las valoraciones subjetivas que halla el sujeto. Como ejemplo, diremos que cuando para algunas personas escuchar música rock a todo volumen resulta en una sensación placentera y excitante, para otras personas puede generar sensaciones de miedo, terror o enfado. En otras palabras, podemos decir que el estrés no es el mismo para todos. Fue así como Seyle clasificó el estrés bajo dos condiciones, la que es de carácter negativo, *distress*, y la de carácter positivo, *eutress*. De acuerdo a esto podemos diferenciar dos reacciones que provocan estrés.

Otra mirada la plantea el psicólogo americano Richard Zimbardo, quien propone un modelo general de estrés, dando una imagen más clara a este concepto: él plantea que ante los estresores externos o internos, el sujeto presenta una respuesta de estrés o ansiedad en varios niveles. Para contrarrestar los efectos de esta situación, que Zimbardo ve como negativa, trata de adecuar diferentes recursos, los cuales van desde las capacidades propias hasta la ayuda psicológica, incluyendo también el apoyo de familiares y amigos. Pero hay que tener en cuenta que los distintos tipos de estresores, ya sean de factor social, como las manifestaciones o paros, de factor psíquico, como conflictos internos o trastornos, o provengan de factores físicos como los virus, las bacterias, traumatismos o heridas, únicamente provocarán una situación de estrés si el sujeto los considera estresores como tal.

En el "Modelo de estrés-ansiedad" podemos ver claramente la importancia que tiene el estrés dentro de las causas posibles que generan ansiedad, pues también va ligado al concepto que llamaremos "círculo vicioso de ansiedad", conocido popularmente como "miedo al miedo", siendo estos dos los principales factores en la actualidad de generación de trastornos de ansiedad. La ansiedad en gran medida depende del estrés porque un trastorno grave de estrés predispone al organismo a presentar ansiedad, al igual que un sinnúmero más de trastornos mentales. A su vez, un episodio de ansiedad hace que se presente estrés haciendo también que se maximice su nivel. El "miedo al miedo" es por lo general lo que hace a las personas ir a consulta, lo que las impulsa a pedir ayuda, pues comienza a inhabilitar su vida diaria.

Al revisar los estudios respecto a los factores psicológicos y psicosociales, podemos decir que se ha hecho una gran cantidad de análisis e investigaciones donde se muestran las principales causas que generan la primera crisis de pánico. Según los especialistas en trastornos psicosomáticos, se identificaron varias circunstancias en la vida de una persona que pueden generar estrés, ansiedad y finalmente llevar a una crisis de pánico, dentro de las cuales veremos las principales a continuación:

- Una enfermedad crónica de un familiar, principalmente padres o hijos.
- La muerte de un familiar o amigo cercano.
- Factores de carácter psicosocial como la violencia doméstica, problemas de pareja, separación o divorcio.
- Las llamadas fobias sociales, problemas con los compañeros de trabajo, el bulliyng o matoneo, el despido, manifestaciones sindicales, paros de trabajadores, los exámenes finales de la universidad y muchos otros.
- Desórdenes de carácter fisiológico ocasionados por el consumo de ciertas sustancias como la cafeína, por una resaca después de consumir alcohol en exceso, el síndrome premenstrual en las mujeres, por procesos postoperatorios o por agotamiento, y por el deporte.

En capítulos posteriores veremos en qué medida compartimos estos postulados como parte de la respuesta explicativa del origen de los ataques de pánico.

Otro especialista en trastornos producidos por estrés, Richard Lazarus, creó un modelo para la clasificación dañina del estrés, que consta de varias etapas de valoración cognitiva de los estresores, o sea, la que está vinculada al pensamiento y la percepción. Las etapas son las siguientes:

1. En primera instancia, el sujeto considera determinada situación como estresante en el momento en que ya se han dado varias consecuencias de carácter negativo o está a la expectativa de que sucedan: miedo, malestar físico, etc. Es así como se genera la necesidad de actuar.

2. En un segundo acercamiento, la persona utiliza todos los recursos sociales y personales que tiene para enfrentarse a la situación de estrés. Si el individuo fracasa en esta primera respuesta de autoayuda, entonces buscará otro tipo de alternativas.

3. Cuando este individuo, a pesar de agotar todos los recursos, y poner todo el esfuerzo para enfrentarse correctamente al episodio negativo de excitación y ansiedad, aún no ha conseguido deshacerse de él, entonces estamos hablando de que ya ha alcanzado el estado de estrés crónico. Esto quiere decir que, ya sea consciente o inconscientemente, hemos hecho un balance negativo. Todos los diferentes métodos de afrontamiento aplicados no fueron suficientes para evitar que el reto que se nos presentó se volviese algo perjudicial para nuestra salud. En este caso, es cuando generalmente tendemos a hacernos la vida más complicada, porque nuestros juicios están alterando la realidad.

Factores ambientales y sociales

En la actualidad, el ritmo de vida que llevamos es mucho más acelerado que el de hace varios años. La vida moderna es complicada y se encuentra llena de peligros. Probablemente ésta es la razón por la que los especialistas en salud mental atienden diariamente más y más casos de personas con trastornos de ansiedad. Podemos clasificar en cinco clases los acontecimientos capaces de inducir una crisis de ansiedad a quienes jamás han experimentado alguna:

Desgracias imprevistas: Tales como desastres naturales, ataques terroristas, es decir, cosas que nos sorprenden, que no estábamos preparados para su ocurrencia. Cuando tenemos la capacidad de predecir los acontecimientos contrarrestamos la ansiedad, la imposibilidad de predecirlos la aviva.

Demandas crecientes: Generalmente las crisis de ansiedad se presentan cuando nos encontramos en situaciones de estrés y mucha responsabilidad. Podemos poner de ejemplo un ascenso en el trabajo: aunque es en principio una experiencia gratificante, se puede tornar en una gran fuente de ansiedad por los sentimientos de responsabilidad que ello acarrea, y la ansiedad empezará a dominar nuestras vidas.

Pérdida de confianza: En la vida hay acontecimientos que tienden a hacer que perdamos la confianza en nosotros mismos, como la reprobación de un examen, el rompimiento de un compromiso, el despido del trabajo. Todos estos acontecimientos hacen que no nos sintamos a la altura de los demás y creamos que no somos especiales, generando una tremenda ansiedad al tratar de empezar de nuevo después de ocurridos estos episodios.

Traumas extremos: Desafortunadamente, acontecimientos en nuestra vida como accidentes de tránsito donde perdemos a familiares cercanos, el secuestro, el abuso sexual y las consecuencias materiales, psicológicas y físicas de la violencia y el terrorismo, entre muchas otras calamidades sociales, han existido a través del tiempo y seguirán existiendo. Como consecuencia de esto, a nivel interno, lo más frecuente es un trastorno severo de ansiedad.

Abuso de alcohol y alucinógenos: Se han hecho estudios e investigaciones principalmente con pacientes alcohólicos, donde se ha hallado una mayor prevalencia de los trastornos de ansiedad, encontrándose también una correlación positiva entre los altos niveles de consumo de alcohol y la agresividad de los trastornos de ansiedad. Aparte de esto, cuando encontramos una historia de abuso de alcohol o de sustancias alucinógenas se asocia a unas tasas altísimas de trastorno de ansiedad sobre todo en individuos jóvenes, pero disminuyendo la incidencia del trastorno con el factor edad, independientemente del género. La edad donde se inicia el alcoholismo es anterior a donde se presentó el trastorno de ansiedad, es por eso que se considera como una de las posibles causas.

Conceptos psicológicos

En este apartado, daremos un resumen desde el punto de vista psicológico de los orígenes de la ansiedad bajo diferentes factores que se han estudiado a lo largo de los años.

Podemos clasificar tres grandes escuelas psicológicas que han tratado el asunto de la ansiedad y las condiciones que la causan:

1. La primera escuela que estudió el concepto fue la de Sigmund Freud, con una tenencia de la psicología profunda base del psicoanálisis, que ve el origen de la ansiedad como un conflicto interno inconsciente.

2. La segunda escuela de aprendizaje behaviorista, la cual se basa en una terapia conductual, que atiende los distintos mecanismos que están condicionados como estímulo-respuesta.

3. Las teorías modernas cognitivas: estas teorías actúan en función de una estructura cognitiva "equivocada" dentro de la cual se incluyen sus motivos, sus representaciones a nivel interno y sus convicciones de una forma irracional o que no se ajusta totalmente a la realidad, y la cual constituye la principal causa que desencadena la ansiedad.

Últimamente muchos psicoterapeutas integran distintos modelos de terapia, como la conductual con los conceptos cognitivos. Esta integración no sólo está dada en su parte teórica sino también en su aplicación práctica. Por esto, cuando actualmente hablamos de trastornos de ansiedad, se suele hacer la distinción entre los modelos psicoanalíticos o de psicología profunda, por una parte, y los modelos cognitivos-conductuales o conductivos- behavioristas, por otra. Sin embargo, en el momento de presentar la forma en la cual se originan los trastornos de ansiedad, se mantendrán los tres conceptos anteriormente expuestos para tener una mejor comprensión y dar una mayor claridad al tema.

Los modelos psicoanalíticos: El análisis que hace Freud sobre la ansiedad, consiste en distinguir un miedo normal y un miedo neurótico, en el cual la ansiedad se percibe como señal de un conflicto interno irreal, profundo y neurótico que se ha dado de una forma insuficiente e inconsistente, y por eso cohibido. La cohibición se centra en mecanismos de defensa inconscientes, dentro de los que también están la proyección y la reacción. Estos modelos psicoanalíticos tratan de reprimir la primera causa de la ansiedad, desplazándose a otro objeto. Cuando tenemos un episodio de ansiedad, que se encuentra dentro de un trastorno de ansiedad neurótico, es porque sólo se da cuando fracasan los mecanismos psíquicos de defensa activados por el conflicto del cual se originaron.

Los modelos de aprendizaje: El segundo modelo que planteamos es el de aprendizaje o behaviorista, éste se basa en los conceptos de terapia conductual, comprendiendo la ansiedad como la respuesta que el organismo aprende debido a un estímulo que ocasiona el miedo. Dentro de estas teorías podemos recalcar *el modelo bifactorial mediacional.* La primera fase de este modelo se ubica en relación con un estímulo neutro pero que es nocivo (desagradable). Como ejemplo, podemos poner un perro que hasta el momento ha sido inofensivo (estímulo neutro), cuando este perro repentinamente ataca a alguien y lo muerde, el estímulo condicionado que hasta ese entonces era neutro, pasa a ser un estímulo condicionado de pánico, que a su vez ocasiona una desagradable respuesta de temor. Este estímulo condicionante de ansiedad puede volverse en poco tiempo una condición crítica que no sólo se limita a la situación original que nos causó miedo, sino que afectando otros estímulos, sentiremos pánico en presencia de cualquier perro, generando la ansiedad sin que necesariamente haya un acontecimiento específico que nos genera miedo (ladrar o morder).

Esto lo explicamos en el siguiente gráfico:

Estímulo de ansiedad →	*Respuesta de ansiedad*
Perro	*Pánico*

En la siguiente etapa, se presentará tanto la auténtica estabilización del pánico como la característica respuesta de evitación presente en todos los trastornos de ansiedad. A través del aprendizaje instrumental, se refuerza positivamente la conducta de evitar la situación de ansiedad porque ésta reduce la sensación de pánico.

A propósito del ejemplo del perro, un gran aporte respecto de la ansiedad y comprensión de su génesis la podemos entender gracias a los estudios del fisiólogo ruso Iván Pavlov.

A él se deben los primeros estudios sobre la ansiedad en animales provocada experimentalmente. Pavlov señala que la sobreestimulación es capaz de dañar la corteza cerebral y constituye, de hecho, uno de los procedimientos para suscitar neurosis experimentales, en las que es razonable suponer la existencia de ansiedad. Pavlov utilizó el término de "neurosis experimental" con preferencia al de "ansiedad", pero quizá su aporte más importante consistió en abrir el camino para el condicionamiento de las respuestas emocionales.

Pavlov realizó el conocido experimento, que consistió en hacer sonar un metrónomo (a 100 golpes por minuto, aunque popularmente se cree que utilizó una campana) justo antes de dar alimento a un perro, llegando a la conclusión de que, cuando el perro tenía hambre, comenzaba a salivar nada más oír el sonido del metrónomo.

Posteriormente, Pavlov aleatoriamente comenzó a impartir estímulos aversivos y positivos al perro junto al sonido del metrónomo. Es decir, el perro no sabe si el sonido será señal de placer o dolor.

Cuando un estudiante está próximo a ingresar a la sala a rendir un examen, la ansiedad será proporcional al nivel de estudios previos y de seguridad en sus conocimientos. Es decir, el alumno antes de ingresar a la sala no sabe si recibirá placer (alta calificación) o dolor (baja calificación o reprobación).

Entonces, siguiendo los estudios de Pavlov, comprendemos que la ansiedad podría entenderse por este vaivén entre placer y dolor.

Los modelos cognitivos: Todos los modelos cognitivos se basan en la idea de que un episodio de ansiedad es precedido por un elemento cognitivo interno, es decir, dentro de una dimensión relativa al pensamiento, a la imaginación, a la percepción o al sentimiento. En el origen de la ansiedad, estos factores pueden activarse dentro de percepciones cortas en el tiempo, o pueden responder a experiencias inconscientes que hayan tenido su duración a lo largo de toda la vida. Dentro del origen cognitivo del miedo, se encuentra lo que llamamos "miedo al miedo" ocupando un papel esencial. El miedo al miedo es un caso típico de círculo vicioso que se intensifica negativamente a sí mismo: como el episodio de miedo se ocasiona de forma simultánea en los ámbitos conductual, cognitivo y fisiológico, y como desde el punto de vista del ser humano como unidad psicosomática, los tres sistemas de respuesta no únicamente se encuentran unidos sino que se influyen mutuamente, en muchos sujetos el sólo pensar en un estímulo que produzca miedo, ya lo produce.

La psicóloga especialista en ansiedad, Gina Kaestele, describió a través del movimiento circular del pensamiento negativo, la profundidad de los efectos que generalmente pueden estar presentes tanto en los temores cognitivos como en los pensamientos anticipatorios que dan origen al pánico. Dentro de la experiencia dada dentro del círculo vicioso que causa un ataque de pánico, se pueden presentar las siguientes etapas:

- En un momento en que se experimentan sensaciones negativas, el individuo se atemoriza y se siente impotente.
- La fantasía estimulada por los efectos de la ansiedad ocasiona que se produzcan imágenes distorsionadas de la realidad que presentan ideas, sentimientos y estados de ánimo negativos.
- A consecuencia de esto, se genera una serie de síntomas psíquicos y físicos de ansiedad y una reducción en la autovaloración.
- Bajo estos episodios de negativismo se agravan aún más los pensamientos de inseguridad, desamparo y baja autoestima, menospreciando la capacidad para actuar.
- Cuando se vuelve a experimentar una situación igual, los pensamientos y sentimientos anticipatorios negativos vuelven a aumentar.

Para los modelos cognitivos es de gran importancia el hecho de que la percepción y la interpretación cognitiva de las cosas frecuentemente nos lleve a evocar un episodio de ansiedad previo. Es así como imaginamos cosas negativas, nos atemorizamos en presencia de ciertas personas y nos ausentamos por enfermedades, sin que todo esto esté relacionado objetivamente con la realidad.

La gran mayoría de los psicólogos que se especializan en trastornos de ansiedad acentúan la importancia de darse cuenta de forma consciente de la función que tiene la ansiedad anticipatoria en el desarrollo y el mantenimiento de los diferentes tipos de trastorno de ansiedad.

Aspectos relativos a la motivación: Al momento de explicar las causas de los trastornos de ansiedad debemos tener en cuenta, aparte de las tres teorías ya presentadas, otras posibles causas relativas a la psicología de la motivación. Al preguntarnos cuál es el sentido (en muchos casos oculto) o cuál es el fin último de un trastorno de ansiedad, podemos deducir, guiándonos por una pauta motivacional, que en una gran cantidad de casos, la manifestación, la vivencia y la presencia de la ansiedad protegen al individuo miedoso de tener que afrontar dichos problemas. En estos casos, los síntomas que se presenta en la enfermedad se hacen necesarios para el paciente, ya que suelen ser un recurso para evitar problemas más delicados: para evitar ciertos conflictos, o para buscar refugio, apoyo o ayuda en sus familiares o amigos.

Aunque el trastorno de ansiedad se siente de una forma incómoda y desagradable, a estos pacientes les resulta menos trágico que la expectativa que genera conscientemente el tener conflictos con su pareja o con sus hijos, en su ambiente de trabajo, o debidos a un cambio de dirección o cualquier otro tipo de conflicto interno. De acuerdo a las investigaciones hechas por el psiquiatra Holger Flöttmann, las tendencias de evitación y escape están condicionadas de forma psicológica por la motivación y pueden manifestarse de forma paradójica, como una búsqueda forzosa de refugio (y de vinculación con) con la familia, la pareja y las instituciones de salud, que supuestamente reducirán la ansiedad. En estos determinados casos se debe tener en cuenta el problema de la creciente dependencia y la pérdida de autonomía y responsabilidad personal.

El acto de reprimir, negar o evitar el pánico, es decir, el acto de huir, es lo peor que se puede hacer, porque sólo es eficaz a corto plazo. Porque a mediano y largo plazo, puede detener el crecimiento y desarrollo del sujeto e incluso puede llegar a producir una disminución en la confianza en sí mismo, incrementando así los sentimientos de inseguridad y la sensación de invalidez.

Al generarse la ansiedad, todos estos aspectos que conciernen a la motivación tienden a adquirir, aparte, una gran importancia si están acompañados de lo que se conoce como conducta ante el rendimiento o predisposición a cierta conducta: en este caso nos estamos refiriendo al miedo al éxito/fracaso o a la ilusión de un posible triunfo. La principal diferencia radica, por una parte, en el tipo de meta al que aspira cada acción (tareas fáciles, de dificultad moderada o difíciles) y por otra parte, en la forma en que el sujeto basa su conducta ante el rendimiento.

Las principales relaciones que llevan al origen de la ansiedad se pueden explicar de la siguiente forma: los resultados de la conducta del ser humano en relación al rendimiento en el campo de la actuación, ya sea en la profesión, las aflicciones, el deporte de alto rendimiento o la vida cotidiana, entre otras, nos llevan siempre a tres categorías. En la primera categoría, encontramos todo lo relacionado con la personalidad y hace referencia tanto a las capacidades permanentes de los sujetos como al esfuerzo que debe hacerse para la realización de cada tarea en particular. La persona que logra algo alcanzando el éxito, usando como medio más su esfuerzo que sus capacidades, siempre tiende a sentirse más satisfecha. Las otras dos categorías se encuentran fuera del alcance del sujeto que actúa: las tareas o ejercicios a veces tienden a ser más difíciles y otras veces más fáciles, incluso si se tratase de algo imprevisto como el buen o mal tiempo, una enfermedad, etc. El individuo que es seguro de sí mismo, activo y que tiene pensamientos positivos, generalmente espera el éxito, porque siempre se propone metas realistas y de mediana dificultad, que logra realizar utilizando un esfuerzo moderado. Y este principio elemental siempre se ha confirmado. Por lo tanto, en caso contrario, aquel que tiene que enfrentarse a una tarea y siente temor, va a desarrollar una conducta de evitación porque puede ser que anteriormente haya fracasado, o de pronto pudo haber sido objeto de burlas, también porque probablemente estuvo expuesto a otras situaciones de índole similar. Estas personas, por lo tanto, tienden a ponerse metas o muy difíciles o muy fáciles, y de esta manera un fracaso en el primer caso o un éxito en el segundo no suele decir nada acerca de sus capacidades. Aparte de esto, aquellos sujetos que tienen miedo al éxito o al fracaso tienden a tratar de explicar su rendimiento positivo o sus éxitos utilizando factores externos, como, por ejemplo, "fue cuestión de suerte" o "esto ha sido una coincidencia", entre otros. Generalmente este miedo al fracaso se logra detectar cuando la persona tiene muchas conductas características de la ansiedad, más exactamente las relativas a los miedos sociales.

TRASTORNOS DE ANSIEDAD EN NIÑOS Y ADOLESCENTES

La ansiedad puede producir mucho dolor y sufrimiento al niño, y puede ser la causa de muchas otras enfermedades. Con el transcurrir de los años, a medida que van creciendo, en determinadas circunstancias sentirán miedo o percibirán sensaciones de peligro. En la mayoría de los casos sentir miedo a la oscuridad, a los monstruos o temor a caerse de la bicicleta cuando se está aprendiendo, son los primeros contactos que se tienen con la ansiedad. En algunos casos estos miedos suelen aparecer en situaciones sociales y de evaluación, como presentar una prueba, conocer nuevos amigos o, a veces, ser objeto de burla, siendo estos sentimientos de ansiedad completamente normales en diferentes ocasiones y diferentes edades.

Al pasar el tiempo casi todos los niños aprenden que los monstruos no existen, que las prueban son fáciles de pasar si se estudia y también aprenden a sobrellevar las burlas y responder a ellas. Pero en algunos casos aislados, los sentimientos de ansiedad se vuelven muy intensos y aparecen frecuentemente, resultando muy agobiante. En vez de aprender a manejar la angustia y seguir adelante, estos niños empiezan a sufrir de ansiedad sintiéndose mucho peor.

Hay varias diferencias en la manifestación clínica de los trastornos de ansiedad, de acuerdo al grado de desarrollo del niño. En niños y adolescentes, la ansiedad crónica generalmente presenta los mismos síntomas que en la persona adulta, y también se pueden dar crisis. Las expresiones de ansiedad en los niños se relacionan principalmente bajo dos figuras: el temperamento y el vínculo. Cuando hablamos de temperamento, encontramos rasgos relacionados con las posteriores manifestaciones de trastornos de ansiedad en igual proporción en niños y niñas. Las investigaciones hechas en relación a los rasgos de temperamento en la infancia y su predisposición a las manifestaciones tanto internas como externas de síntomas, muestra que los niños que tienen confianza en sí mismos y con tendencia a experimentar nuevas situaciones, generalmente presentan ansiedad en proporciones significativamente menores en la niñez y adolescencia que los que no tienen estos rasgos en su temperamento. En el caso de niñas que crecen siendo pasivas, tímidas, miedosas y que evitan situaciones sociales nuevas, tienen una alta probabilidad de desarrollar ansiedad tanto en la adolescencia como en la adultez.

Para comprender mejor lo relacionado con los trastornos de ansiedad en la niñez, es necesario hablar de la *inhibición conductual*, cuyo concepto básico es definido como la tendencia a una timidez desproporcionada, o a tener sensaciones de miedo, y la tendencia a aislarse en situaciones nuevas y desconocidas. Nuevas investigaciones han demostrado que los niños que se caracterizan por tener *inhibición conductual* tienden a presentar muchos más trastornos psiquiátricos múltiples, o en ocasiones estos niños reciben el diagnóstico de varios trastornos de ansiedad, en comparación con niños que no se consideran como conductualmente inhibidos. Es así que se considera la *inhibición conductual* como un factor de alto riesgo para la manifestación de ansiedad en niños y adolescentes. Dentro de los trastornos de ansiedad más frecuentes en niños con *inhibición conductual*, se encuentran el trastorno por evitación o agorafobia, y el trastorno de ansiedad por separación.

Cuando nos referimos al vínculo, lo definimos como el enlace o la atadura de unión materno-filial. Varias investigaciones han demostrado que los niños hijos de madres poco autónomas y que tienen algún trastorno diagnosticado, tienden a tener o desarrollar trastornos de ansiedad en la niñez en porcentajes mucho más altos. Cuando el vínculo genera inseguridad, hace que sea un factor de riesgo alto para la manifestación de trastornos de ansiedad en la infancia. Los bebés que tienen un vínculo ambivalente, es decir, inseguro, tienden a ser diagnosticados con más trastornos de ansiedad en la infancia y en la adolescencia. Pero el concepto de temperamento o de vínculo por separado pueden explicar las manifestaciones de trastorno de ansiedad, siempre van ligados.

Uno de los dilemas que más se presentan al realizar investigaciones sobre los trastornos de ansiedad, así como en los diagnósticos clínicos, es determinar qué constituye un verdadero trastorno de ansiedad y qué es un miedo normal de la niñez. Por eso, podemos ver en la infancia que los síntomas de ansiedad que más se presentan son la exorbitante preocupación por la competencia, la exagerada necesidad de reafirmación, el temor a la oscuridad, temor a que alguno de sus padres o cuidador sufra algún daño, y los síntomas somáticos. Los trastornos de ansiedad más recurrentes durante la etapa media de la niñez comprenden el trastorno de ansiedad por separación, el trastorno de ansiedad generalizada y las fobias específicas. En esta edad se da también, pero con menor frecuencia, el mutismo selectivo.

Muchas investigaciones muestran que la ansiedad en la niñez ha aumentado exageradamente en los últimos años, los niños y niñas actualmente presentan muchos más síntomas de ansiedad que los niños con problemas psiquiátricos de hace 60 años. Estos resultados no se pueden tomar a la ligera, porque las estadísticas son sumamente preocupantes, y porque lógicamente debemos pensar que la ansiedad de los niños en la actualidad podría traer graves repercusiones en los adultos del futuro, dado que, como se sabe, los trastornos de ansiedad en la niñez, tienden a convertirse en graves problemas de depresión en la vida adulta. Más adelante aprenderemos a identificar qué cosas son ansiedad normal en la infancia y cuáles son síntomas o características de un trastorno de ansiedad como tal. Se identificarán los temores normales en los niños, y algunos que realmente ameritan la intervención médica. Así el niño necesite o no ayuda profesional, es mejor familiarizarnos con los procedimientos y actividades que le permitirán enfrentar sus miedos y, al final, evitar problemas mucho más serios en la adultez

¿Cómo podemos identificar los miedos normales de los anormales en la infancia? Se hará una explicación detallada del porqué los niños también tienden a experimentar esta tormenta de emociones. Todos tenemos conocimiento de lo difícil que se hace cada día la vida moderna y los diferentes factores que generan estrés, entre los cuales encontramos semanas de trabajo más largas, tecnologías que crecen a un ritmo acelerado, la violencia y el terrorismo que a diario vemos en los medios de comunicación. Otro de los factores de gran influencia en la manifestación de crisis de ansiedad tiene que ver con los patrones de crianza, como lo vimos con anterioridad, en las causas de la ansiedad. Por lo pronto, los padres deben saber distinguir cuándo la ansiedad es normal en la infancia y cuándo no lo es. Es de gran importancia tener conocimiento de que en la infancia los niños se sentirán ansiosos en determinado momento y en varios grados. Al fin y al cabo, en la infancia se debe aprender a superar todos los temores que no podemos evitar a lo largo del resto de la vida. Superar con éxito los miedos, se traduce generalmente como buena salud emocional. Los padres deben saber si los temores de su hijo se encuentran dentro de los límites normales de su desarrollo, o si está teniendo pensamientos por los cuales hay que buscar ayuda profesional. En la tabla que vemos a continuación podemos identificar en qué edades y estados del desarrollo del niño algunos miedos son normales y cuándo empiezan a tornarse en un trastorno.

Síntoma de ansiedad	Se presenta normalmente	Suele ser anormal
Miedo a separarse de mamá, papá o cuidador principal	Se presenta regularmente entre los 6 y los 24 meses de edad.	Es mejor consultar al pediatra si no ha desaparecido a partir de los 36 meses.
Miedo a los adultos que no se encuentran en su entorno familiar.	De los 6 a los 10 meses de edad, es una situación normal.	Cuando pasa de los 2 o 3 años de edad, hay que preocuparse. Aunque hay niños que manifiestan un poco de timidez siendo esto normal.
Miedo a otros niños	Normal entre los 2 y los 30 meses.	Si se sigue presentando después de los 36 meses es mejor averiguar si algo pasa.
Temor a los fantasmas, monstruos o brujas. Miedo a los animales y la oscuridad.	Se presenta entre los 2 años y los 6 años.	Cuando estos miedos no empiezan a disminuir al cumplir los 6 años, es mejor consultar a un profesional.
Miedo a asistir a la escuela	El miedo a ir a la escuela tiende a ser normal entre los 3 y los 6 años. Presentándose en ocasiones nuevamente al cambiar de escuela primaria a secundaria.	Generalmente se disminuye al cumplir los 6 años, en ocasiones reapareciendo en la secundaria, desapareciendo rápidamente. Si no es así es mejor averiguar qué está pasando.
Miedo a ser juzgado por otros.	Se presenta principalmente en la adolescencia. Gran parte de los jovencitos se preocupan demasiado por la opinión de los demás.	Si no desaparece cuando termina la adolescencia hay riesgo de volverse una fobia

Esta tabla nos da algunas pautas sobre los miedos más frecuentes que se consideran normales en la niñez y en la adolescencia. Pero independientemente de la edad, cuando se presenta un miedo muy intenso o que trae problemas en el desarrollo normal de la vida del infante o en su desempeño en el colegio, es mejor que se consulte a un profesional. Aparte de esto, hay una gran cantidad de problemas de ansiedad que a ninguna edad son normales, como las crisis de pánico, el trastorno obsesivo compulsivo o la ansiedad generalizada.

También existe un riesgo inminente de heredar la predisposición a trastornos de ansiedad, comenzando en el momento de la concepción. Esto se ha mostrado en estudios con mellizos que dan un porcentaje del 50% de ocurrencia por estos factores. El otro 50% corresponde a múltiples factores que predisponen a los niños a sufrir de ansiedad.

En la infancia se hace necesario aprender a controlar las emociones, tolerar la frustración y ser recompensados. Los niños muy pequeños necesitan que la recompensa sea inmediata. Pero con el transcurrir del tiempo se darán cuenta de que el mundo no es muy considerado con quienes exigen que se les dé gusto en todo, y tiende a rechazar a quienes no pueden controlar sus emociones.

En los adolescentes normales, el origen de la ansiedad va incluido dentro de la consolidación de la identidad, la sexualidad, los conflictos de independencia y la aceptación social. Los trastornos de ansiedad en la adolescencia frecuentemente presentan síntomas como miedo a las alturas, a comunicarse en público, a sonrojarse, a preocuparse desmedidamente por acciones que ha cometido, o cosas que ha dicho y a la conciencia de éstas. Los adolescentes también presentan los mismos trastornos de ansiedad que los niños pequeños. Además, en el periodo de la pre pubertad, comienzan a desarrollar vulnerabilidad a los distintos trastornos de ansiedad, como crisis de pánico, agorafobia y fobia social. Las crisis de pánico no se presentan con frecuencia en el periodo de la pre pubertad, iniciándose generalmente al finalizar la adolescencia y el comienzo de la edad adulta, siendo la adolescencia el periodo más común de inicio del trastorno de pánico. Cuando los adolescentes tienen fobia social se da por igual tanto en hombres como en mujeres, presentándose con frecuencia también con otros trastornos de ansiedad y afectivos.

Cuando se tiene un hijo con algún trastorno de ansiedad, lo peor que se puede hacer es llenarse de ansiedad sintiéndose culpable, porque esto aumentará el problema. Lo mejor es aprovechar todas las oportunidades para hacer sentir tranquilo al niño en la forma de pensar y comportarse. Nunca invalide la ansiedad diciéndole que es estúpido el sentirse así. Demostrarles completa calma no es tan útil como mostrarle que también tenemos preocupaciones y enseñarles la mejor forma de afrontarlas.

TIPOS DE TRASTORNOS DE ANSIEDAD

A continuación daremos una descripción breve de los diferentes trastornos de ansiedad, en la cual podemos observar que muchos de ellos presentan rasgos muy similares y que también generan crisis de pánico como parte de su sintomatología.

Trastorno de ansiedad generalizada

Podemos decir que el trastorno de ansiedad generalizada, TAG, es el que afecta a más personas en el mundo, se caracteriza por la sensación de experimentar miedos difusos o irreales, que llevan, por lo menos, a dos eventos de la vida distintos entre sí: por ejemplo, una enfermedad hipotética de un paciente totalmente sano y el temor infundado a la pérdida de su trabajo. Para que se considere un trastorno de ansiedad generalizada, los síntomas deben durar por lo menos medio año. Además, la persona que presenta ansiedad generalizada se encuentra más días viviendo con temor que los que vive sin temor.

Dentro de los principales criterios que llevan a un diagnóstico de TAG, está la aparición de una expectativa aprensiva, es decir, que el individuo tiende a sentir ansiedad y una preocupación irreal y excesiva, que se da permanentemente en las diferentes circunstancias de la vida diaria. La preocupación es un aspecto básico en el TAG, pues se suele relacionar con la incapacidad de enfrentarse a dificultades normales de la vida. La persona que tiene TAG se preocupa por casi todas las situaciones donde presiente que puede existir una amenaza y cuya solución parece incierta. Tener preocupaciones reales no es sinónimo de sufrir este trastorno, como preocuparse por la falta de dinero al perder el empleo. Cuando la persona tiene sentimientos de preocupación casi todos los días en el transcurso de seis meses es probable que esté sufriendo de TAG, mostrándose en ese caso también algunos de los siguientes síntomas:

- Sensación de estar cansado todo el tiempo.
- Tensión en los músculos, generalmente de la espalda, cuello y hombros.
- Irritabilidad, agitación o desasosiego.
- Incapacidad para concentrarse, conciliar el sueño o permanecer dormido.

El diagnóstico de trastorno de ansiedad generalizada sólo lo puede hacer un profesional porque se manifiesta de forma diferente en distintas personas. Pero generalmente dentro de sus síntomas están los espasmos, tics, dificultad respiratoria, resequedad bucal, sudoración, malestar de estómago, debilidad en las extremidades y dificultad para digerir los alimentos.

Los pacientes que presentan el trastorno de ansiedad generalizada siempre encontrarán un mayor número de áreas de preocupación, comparándose con quienes sufren otros trastornos de ansiedad, o con los que no son ansiosos, pero los patrones concretos del contenido de la preocupación en muchas ocasiones no identifican a los pacientes que tienen este trastorno. De acuerdo a investigaciones hechas, estos pacientes tienden a tener las mismas inquietudes que las personas que no tienen ansiedad, con relación a las relaciones familiares e interpersonales, al trabajo, a la escuela, la salud y la economía. Pero cuando se presenta en el trastorno, esta preocupación tiende a ser sumamente difícil de controlar o suprimir. Esto es lo que diferencia la preocupación patológica de una inquietud natural que todos presentamos de vez en cuando, cuando nos estamos preparando para un acontecimiento o desafío que está por llegar. Generalmente la mayoría de las personas se preocupan por un tiempo determinado y después dejan el problema y continúan con su vida.

El trastorno de ansiedad generalizada se presenta paulatinamente, apareciendo en ocasiones ya en la infancia o adolescencia. Ocurre más en las mujeres que en los hombres. Y en muchos de los casos en la familia del paciente con trastorno generalizado de ansiedad hay alguien que presenta también problemas de ansiedad. Los síntomas de ansiedad en este trastorno son constantes, todo el tiempo existe la preocupación, a diferencia de lo que pasa en el trastorno de pánico, donde la ansiedad-pánico aparece de un momento a otro tomando la forma de crisis de pánico. La crisis de pánico siempre tiende a durar menos de 30 minutos pero quien la padece queda con mucho temor de volver a sufrirla. A este miedo al miedo se le conoce como "ansiedad anticipatoria", y se puede confundir en muchas ocasiones con un trastorno de ansiedad generalizada.

El trastorno de ansiedad generalizada es muy común en la infancia, pero especialmente en los niños más grandes. Suele desarrollarse en la pubertad, o poco tiempo después, y se caracteriza por la preocupación excesiva por los problemas escolares o familiares, presenta síntomas físicos causados por la preocupación, como son disminución del apetito, calambres estomacales, dolores de cabeza, dificultad para concentrarse y/o irritabilidad.

Agorafobia

La palabra agorafobia viene del griego *ágora* que significa mercado o lugar público de reunión. Por mucho tiempo fue entendida como el miedo a los lugares abiertos, pero en la actualidad los psicólogos definen la agorafobia como un síndrome de conducta caracterizado por los siguientes temores: a) salir de la casa solo; b) trasladarse fuera de la casa sin acompañamiento o la ayuda de alguien cercano. Los agorafóbicos sienten pavor especialmente de lugares con mucha aglomeración y a los espacios cerrados donde no se pueda salir por voluntad propia, como son, por ejemplo, los medios de transporte masivo, los almacenes grandes, los teatros, los cines, las estaciones de autobuses o de tren. Generalmente la experiencia de ansiedad se presenta con una idea de caída, es decir, de que al estar solo se puede caer en la calle y se está a merced de los demás, esto ocurre mucho en las personas adultas, tendiendo a pensar que van a perder el conocimiento, o incluso sobrevenir la muerte al encontrarse solas y caerse.

De acuerdo a distintos pacientes, las situaciones que llevan más frecuentemente a un trastorno de ansiedad con agorafobia, son las que se muestran a continuación: ir al cine, encontrarse solos en un ascensor, viajar en metro, cruzar la calle, dar paseos por el bosque, ir de compras al supermercado, viajar en un avión, estar solo en la calle, salir de la casa y las grandes alturas. La característica básica de la agorafobia no es el tipo de situación a la que se ven expuestos los agorafóbicos, sino más bien la forma específica de miedos que tienen por objeto la misma integridad física o síquica. En los trastornos de ansiedad donde se presenta la agorafobia las reacciones vitales donde se da la sensación de peligro son muchas, por lo que también tienden a desarrollar depresión.

La agorafobia está muy relacionada con el trastorno de pánico, pues aproximadamente la mitad de las personas que tienen un trastorno de pánico sufren de agorafobia. A diferencia de la mayoría de las fobias o temores, el trastorno de agorafobia tiende a aparecer en la edad adulta. Las personas que sufren de agorafobia tienen el temor de quedar atrapadas y les aterroriza la posibilidad de tener una crisis de pánico, vomitar o tener diarrea en público. Es por esto que evitan toda clase de situaciones en las que no podrían escapar con facilidad y evitan igualmente aquellos lugares donde se les dificultaría pedir ayuda en caso de emergencia.

Generalmente el problema de la agorafobia empieza presentándose en un único temor, como el de estar en medio de la multitud. Pero casi siempre tiende a generalizarse en muchas otras circunstancias, sin ser raro que la persona que sufre de agorafobia llegue al extremo de sentir mucho miedo de salir de su casa. Cuando la agorafobia y el trastorno de pánico se encuentran, la persona siente mucho miedo ante cualquier situación en la que pueda presentarse una crisis de pánico. Siente mucho miedo al no poder recibir ayuda, por una parte, y quedarse atrapado, sin salida, por otra, ocasionando un aislamiento paralizante. Algunos síntomas de agorafobia son:

- Inquietud por la idea de estar en lugares donde no se puede encontrar la salida, o donde no podría encontrar ayuda si algo le sucediera, como una crisis de pánico.
- Sentir un temor inmenso ante la sola idea de realizar actividades fuera de su casa, en donde tenga que ir a sitios con mucha afluencia de gente.
- Evitar los lugares que le causan miedo hasta el punto de que ese temor domine su vida y lo haga prisionero.

Cuando a una persona le da miedo sentirse atrapada en la multitud sufre un poco de ansiedad, igual algunas personas cuando salen de su hogar. Mucha gente tiene estos miedos. Pero la vida sigue sin tener muchos cambios o limitaciones incluso con estas pequeñas fuentes de ansiedad, y entonces es probable que no sufra de agorafobia.

Fobias específicas

La fobia es también conocida como un miedo intenso e irracional hacia determinados objetos o situaciones determinadas sin motivo alguno. Cuando una persona presenta una reacción fóbica tiene síntomas característicos como náuseas, ritmo cardíaco acelerado, temblores, oleadas de sudor, entre otros, como una actitud de evitación por una situación que se había presentado con anterioridad. Existen muchas fobias individuales, pero son sólo 200 las más frecuentes y también las más significativas para determinar un diagnóstico clínico. Las más comunes son:

- *Agorafobia,* miedo a encontrarse solo en lugares públicos
- *Claustrofobia,* miedo a los espacios cerrados.

Y los diferentes tipos de zoofobias: miedo a las abejas, a los gatos, a las arañas, a las serpientes, a los insectos, a los ratones. De igual manera, como en todos los otros trastornos de ansiedad, cuando se presentan fobias hay que diferenciar cuándo es normal y cuándo se convierte en una patología paralizante. Un ejemplo clásico es el de alguna persona que haya sido mordida por un perro: tratará a estos animales con mucho más cuidado más adelante. Pero si esta preocupación ya pasa a convertirse en una conducta de evitación general, es decir, miedo a cualquier otro perro, entonces se está presentando una reacción fóbica. Otra de las características de las fobias, es que constantemente la sola idea de pensar en el objeto que nos produce temor ya nos genera una reacción fóbica.

Muchos de estos miedos vienen programados en el cerebro humano por los miedos de nuestros antepasados, y se pasan de generación en generación. El miedo en la antigüedad y en la actualidad aún funciona como alarma para ser precavido y evitar peligros, por lo que el tenerlos aumentaba las probabilidades de la existencia. O sea, eran adaptativos. Muchos de los miedos que sentimos en la actualidad son el reflejo de los peligros a los que se veían expuestos nuestros antepasados. Pero en ocasiones esos miedos se vuelven tan grandes que nos incapacitan, por eso es mejor identificar los síntomas que presentan las personas que tienen una fobia específica:

- Le temen exageradamente a una situación o a un objeto en particular.
- Cuando se encuentran en una situación que les produce miedo, de inmediato experimentan una ansiedad muy intensa, cuyos síntomas incluyen sudoración, aumento del ritmo cardiaco, sensación de querer huir, opresión en la garganta o el pecho, y la sensación de que algo horrible va a ocurrir.
- Cuando la persona sabe que este temor no es racional. Se debe tener en cuenta que los niños que tienen fobias específicas generalmente no saben que su temor es irracional. Por ejemplo, tienden a creer que todos los perros muerden, sin excepción.
- La persona hace todo lo que está en sus manos para evitar el

objeto o la situación que le está provocando el miedo.

- La ansiedad de la persona es tan grande que tiende a cambiar su comportamiento en su casa o en el trabajo, o su forma normal de interactuar con otros. Podríamos decir más específicamente, que ese temor, aparte de causar problemas en su vida, también está afectando la relación que tiene con los demás.

Los adultos que tienen fobias entienden que sus miedos son irreales, pero aun así cuando se enfrentan a los objetos o situaciones que causan sus miedos tienden frecuentemente a sufrir crisis de pánico o ansiedad severa. Las fobias específicas se presentan en 1 de cada 10 personas, apareciendo generalmente primero en la adolescencia o en la edad adulta. Comienzan repentinamente y tienden a presentarse más seguido que las que aparecen en la niñez; de las fobias que se presentan en los adultos, cerca del 20% desaparecen solas. Cuando las fobias específicas se presentan en niños, por ejemplo, el miedo a ciertos animales, generalmente desaparecen con el tiempo y en muy pocos casos se extienden a la edad adulta. Las personas que tienen fobias específicas no creen necesario recibir tratamiento, pensando que es más fácil evitar lo que les causa miedo.

Fobia social

La fobia social o trastorno de ansiedad social es el miedo que se da por el contacto con otras personas, siendo estos temores inducidos por la simple presencia del individuo o sólo con el hecho de imaginar el contacto. Las personas que sufren de fobia social les da miedo someterse al juicio de la sociedad, lo que por lógica se traduce en miedo a hablar en presencia de otras personas, interactuar con figuras de autoridad, participar en eventos sociales, conocer gente nueva, asistir a grupos de participación y también usar el teléfono, escribir o leer delante de otras personas. Las personas que padecen fobia social sienten mucho temor en estas situaciones porque piensan que los demás los harán sentir avergonzados. Al creer que no se saben comportar en público, piensan que actuarán con torpeza, cometiendo faltas sociales que los harán sentir humillados. Todos tendemos a sentirnos incómodos o avergonzados en algunas situaciones de nuestra vida, especialmente en aquellas con las que no estamos familiarizados, pero si no son tan frecuentes en un lapso de seis meses entonces no se trata de una fobia social. Cuando sentimos un temor a socializar de corta duración puede ser una reacción temporal que se presenta bajo alguna fuente nueva de estrés, como haber cambiado de domicilio o de empleo. Sin embargo, si la persona presenta los siguientes síntomas por un tiempo prolongado, podría estar sufriendo de una fobia social:

- Siente miedo al encontrarse con extraños o en situaciones donde los demás puedan evaluarlo u observarlo.
- Al no poder evitar una situación social que le incomoda, su ansiedad aumenta desproporcionadamente. El ejemplo más clásico es el de una persona que teme hablar en público, en el momento que le toque hacerlo empezarán a temblar sus rodillas, a sudar en cantidad alarmante y a quebrársele la voz.
- La persona con una fobia social tiene un miedo más fuerte de lo que la situación lo amerita. Por ejemplo, si le da miedo conocer gente nueva, a pesar de que sabe que nada malo va a ocurrir, siente estremecerse todo su cuerpo cuando se presente la situación.
- Esta persona hará todo lo que esté a su alcance para evitar las situaciones que le producen miedo, y cuando le toca soportarlas lo hace con un terrible malestar.

La timidez es frecuente en la infancia, pero en ocasiones pasa el límite, aumentando en lugar de disminuir; entonces el niño comienza a evitar a toda costa los eventos sociales que en el día a día son normales. Es ahí cuando podemos detectar que se está teniendo un problema de fobia social. La fobia social es diagnosticada por lo general después de los diez años. Antes de esa edad puede haber pequeños indicios pero es muy difícil distinguir si es fobia social o timidez. Hay dos subclases de fobia social que se presentan en la infancia, que describiremos a continuación.

Mutismo selectivo: Este tipo de trastorno no ha encajado en ningún otro grupo, es por eso que algunos autores lo clasifican como una subclase de fobia social que se presenta únicamente durante la infancia. La principal característica del mutismo selectivo es la incapacidad de hablar en determinadas situaciones sociales en las que se espera que se hable, porque se ha hablado en otras situaciones. Esta alteración afecta el rendimiento escolar, pues aparece con frecuencia en los momentos de evaluación, como por ejemplo, cuando hay que hacer una exposición o un examen oral, y a pesar de haberse preparado, el niño tiende a quedarse mudo. Esta alteración debe durar por lo menos un mes sin que sea éste el primer mes de escolaridad. Los niños que están afectados por este trastorno, no lo hacen de forma oral, sino que tienden a hacer señas o gestos, mueven la cabeza, estirando o empujando, y en ocasiones hacen vocalizaciones de monosílabos, con la voz entrecortada.

Miedo escolar: Ésta es otra forma de fobia social que observamos que se presenta generalmente en niños, casi siempre acompañada de síntomas de ansiedad psíquica: trastornos alimenticios y de sueño, dolor de estómago o mareos. Estos miedos escolares también caben dentro del trastorno de ansiedad por separación que se presenta en muchos niños al separarse de su madre o cuidador principal, sin tratarse del miedo al colegio sino la separación de la madre. Sin embargo, hay que preguntarse si se hizo una selección adecuada de colegio, o si existe un miedo al fracaso en clase o rechazo por parte de los compañeros.

Trastorno de estrés postraumático

Se conoce como trastorno de estrés postraumático al miedo que se presenta después de acontecimientos altamente traumáticos y que no se encuentran habitualmente en la experiencia humana, como son los casos de abuso sexual, los actos de violencia extrema, ser único sobreviviente de un accidente aéreo, en el caso de la guerra, secuestros o torturas. El trastorno de estrés postraumático se caracteriza por revivir constantemente la experiencia en sueños o imaginaciones: en especial la sensación que se tuvo de miedo y de horror. En algunas ocasiones las personas con trastorno de estrés postraumático se refugian en el alcohol o las drogas y comienzan a tener actitudes violentas, o por estímulos que recuerdan el evento traumático. Casi en todos los casos, las personas que tienen trastorno de estrés postraumático padecen un embotamiento en su vida diaria, el cual se va tornando en una conducta de evitación con respecto a los demás. Se suelen producir en el trastorno de estrés postraumático, trastornos de sueño, pérdida de la capacidad de concentración y reacciones extremas de miedo, incluso sentimientos de culpa por haber sobrevivido a algunos de estos sucesos.

Pero lastimosamente, en la actualidad la guerra, la violación, los accidentes, el terrorismo, el secuestro, la tortura y los accidentes naturales son algo cotidiano que no podemos evitar. Muy seguramente conocemos a alguien que ha vivido algunas de estas experiencias. Nadie sabe a ciencia cierta por qué hay individuos que superan estas situaciones en tanto que otros desarrollan el trastorno de estrés postraumático, evocando estas situaciones casi durante toda su vida. Todos estos traumas en general dejan durante un tiempo algún tipo de secuela física, y con más frecuencia secuelas emocionales perturbadoras. Estas manifestaciones son la forma en que el organismo y la mente enfrenta lo que pasó y lo procesan, presentándose de inmediato, o en algunas ocasiones años más tarde. Cuando el suceso se determinó por características muy trágicas, es normal que la reacción sea muy fuerte. El diagnóstico de trastorno de estrés postraumático es muy difícil de realizar, por eso es mejor buscar ayuda profesional si se sospecha que se está padeciendo.

El trastorno de estrés postraumático no es común en la infancia y los síntomas son un poco diferentes a los de los adultos. Pero como en el caso de los adultos, este tipo de trastorno se puede dar en los niños, como por ejemplo, por maltrato a él o a alguno de sus padres, abuso sexual o presenciar la muerte violenta de alguien cercano. Cuando los niños sufren trastorno de estrés postraumático se les ve agitados, irritables y asustadizos.

Trastorno de estrés agudo

El trastorno de estrés agudo es la primera fase del trastorno de estrés postraumático, pues la persona sufre temporalmente, pero de forma muy aguda, un cuadro de ansiedad, en respuesta a sucesos extremadamente estresantes, donde se ha puesto en peligro la integridad física de sí mismo o de los otros. Pero la diferencia radica en que este trastorno tiene un periodo de duración entre dos días y máximo cuatro semanas. Si la persona continúa después de las cuatro semanas con este cuadro, entonces pasará a ser un trastorno de estrés postraumático. Las personas que presentan un trastorno de estrés agudo están reviviendo mentalmente el suceso traumático, evitando todo aquello que se lo esté recordando, y experimentan un aumento en la ansiedad.

Trastorno obsesivo compulsivo

Para entender el concepto más a fondo de lo que es el trastorno obsesivo compulsivo debemos mirar primero en qué consisten los conceptos de obsesión y compulsión. En el caso de la obsesión, es cuando el individuo ve sus actos y vivencias dominadas contra su voluntad por fantasías, pensamientos o ideas. Las personas obsesivas tienden a pensar constantemente en lo mismo y a repetir una y otra vez determinados actos, lo que se convierte en compulsión. La relación que tiene el trastorno obsesivo compulsivo con el miedo, se manifiesta por el hecho de que las reacciones compulsivas se dan para huir del miedo. El trastorno obsesivo compulsivo se caracteriza, como su nombre lo dice, a la presencia constante de pensamientos obsesivos y conductas compulsivas. Cuando se tienen pensamientos obsesivos, generalmente predominan las imágenes de impulsos sexuales o agresivos, mientras que las conductas compulsivas están dadas principalmente por la obsesión con el aseo. Cuando una persona tiene una conducta compulsiva, es porque trata de evitar a toda costa algo que le produce miedo o pánico, es así como hace rituales una y otra vez, por ejemplo de aseo para evitar la proliferación de gérmenes, pero en exceso, es decir, compulsivamente.

Cuando una persona es obsesiva-compulsiva, no sólo hace estragos en su vida, sino que también afecta la vida de sus seres queridos. Cuando no se hace un tratamiento, puede durar toda la vida y aun si se tiene tratamientos se pueden tener constantemente recaídas. En el trastorno obsesivo compulsivo se pueden presentar obsesiones, compulsiones y también la combinación de ambas. Las obsesiones presentan algunas de las siguientes características:

- Los pensamientos no tienen ninguna relación con los problemas reales.
- Al presentarse esos pensamientos, el sujeto trata de hacer otra cosa o mantenerse ocupado para liberarse de ellos.
- La persona es consciente de que sus pensamientos vienen de su mente y no de cualquier otra situación.
- Cuando se presentan estos pensamientos son muy angustiantes.

Algunas de las características de las compulsiones son las siguientes:

- Son actos que la persona tiende a realizar una y otra vez, generalmente en respuesta de pensamientos obsesivos, o en ocasiones por no poder romper una regla estricta.
- Cuando la persona ejecuta estos actos compulsivos tiene la creencia absoluta de que están impidiendo que ocurran acontecimientos catastróficos, aliviando su ansiedad. Pero aun así se da cuenta de que estas acciones no tienen sentido.

En este trastorno se presenta un ciclo y un patrón dominante, en el cual los pensamientos obsesivos dan lugar a la ansiedad, e inmediatamente el individuo trata de aliviarla cometiendo actos compulsivos. Cuando se tiene un alivio temporal, entonces se cree que los actos compulsivos fueron eficaces pero no es así, pues el ciclo se repite cuando los pensamientos obsesivos vuelven a aparecer.

Este es el tercer trastorno presente en la infancia después del trastorno de ansiedad generalizada y el trastorno de ansiedad por separación. Pero en el caso de los adolescentes, 1 de cada 50 padece el trastorno obsesivo compulsivo. Aunque este trastorno se presenta en su mayoría alrededor de los diez años, en casos aislados se ha presentado a los cuatro o cinco años. Muchos niños tienden a hacer rituales con mucha imaginación pero esto se considera absolutamente normal. El problema radica cuando hay alguna conducta muy repetitiva, entonces son síntomas del trastorno obsesivo compulsivo y debe ser revisado por un profesional, independientemente de la edad que tenga el niño, pues este trastorno no suele desaparecer si no hay tratamiento ni tampoco con el transcurrir de los años.

Trastorno de ansiedad por separación (niños)

El más elemental de los miedos es el miedo a la separación, presentándose incluso en animales, pues se debe al sentido de supervivencia por tener al cuidador cerca. Este miedo se presenta generalmente hasta que el individuo aprende a desarrollar las habilidades y la confianza que necesita para enfrentarse a sus miedos. Al ganar independencia el individuo, el miedo se va centrando en situaciones más específicas, como a los animales o a la oscuridad. Pero si el miedo se mantiene y se vuelve desproporcionado, con relación al grado de desarrollo que tenga el niño, entonces es cuando se empieza a hablar de trastorno de ansiedad por separación. Generalmente se diagnostica alrededor de los nueve años y se relaciona con un tipo de estímulo estresante. Como este trastorno de ansiedad es uno de los primeros en aparecer, si no se logra superar, es uno de los causantes de que en la edad adulta se presenten trastornos como la agorafobia o el trastorno de pánico.

A todos los niños les agobia estar separados de sus padres, presentándose este miedo con una frecuencia normal entre los seis meses y cuatro años de edad. Sin embargo, al ser el temor a la separación muy exagerado, presentándose mucho después de los cuatro años e incluyendo también otros problemas, entonces es justificable buscar ayuda de un profesional: a continuación se muestran las características generales que exhiben los niños que padecen un trastorno de ansiedad por separación:

- Llanto incesante al ser separado de su progenitor, o cuando se anticipa que se va a presentar esta separación.
- Preocupación extrema de que algo malo les pueda pasar a sus padres o a su cuidador.
- Tendencia a no ir a la escuela ni a participar en actividades en las cuales sus padres no estén involucrados por la angustia de separarse de ellos.
- Estos niños se niegan a ir a la cama sin tener la compañía de sus padres o cuidador.
- Frecuentemente tienen pesadillas en las que son apartados de las personas que les dan seguridad.
- Frecuentemente somatizan la separación, tendiendo a presentar problemas de salud como dolor de cabeza o de estómago. Incluyendo el vómito en algunas ocasiones.

El trastorno de ansiedad por separación se presenta con una alta frecuencia en niños, pero esto no quiere decir que sea algo normal. En promedio, se inicia a los siete u ocho años. La buena noticia es que si son diagnosticados y tratados a tiempo el trastorno desaparece en tres o cuatro años. Pero la mala noticia es que algunos niños que sufren un trastorno de ansiedad por separación posteriormente pueden tener problemas emocionales como depresión. Es por esto que si el problema dura más de dos meses y se ve afectada la vida y el entorno social del niño, es mejor ponerse en contacto inmediatamente con un profesional.

Trastorno de ansiedad debido a una enfermedad médica

El trastorno de ansiedad por enfermedad es una preocupación excesiva por la salud, generalmente al ser diagnosticado con una enfermedad crónica, pero en algunos casos se suele presentar aun cuando no se respalda la presencia de un padecimiento de salud. Las personas que tienen un trastorno de ansiedad por enfermedad están pensando siempre en su salud física, teniendo un miedo irreal a presentar una enfermedad grave. Este trastorno se presenta en igual medida tanto en hombres como en mujeres. A medida que estas personas se enfocan y se preocupan por sentimientos que no existen, aparece una inquietud excesiva que luego es difícil de detener. Sin embargo, cabe anotar que ellos no crean estos síntomas intencionalmente, por el contrario, son incapaces de controlarlos.

Trastorno de ansiedad inducido por sustancias

En este trastorno los síntomas de ansiedad están asociados al consumo, abuso y dependencia de una droga, como la cafeína, la nicotina, el alcohol, la marihuana, la cocaína, la heroína y el éxtasis, llegando en algunos casos a presentarse en pacientes con algún trauma que toman medicamentos para el dolor, produciéndose una angustia exagerada cuando por alguna razón no se tiene acceso a él. Las personas que habitualmente consumen drogas tienden a presentar niveles más altos de ansiedad que los que no consumen, incluso estos niveles tienden a ser más fuertes cuando se está tratando de abandonar la adicción, prolongándose por periodos hasta de seis meses. En algunos casos se presentan crisis de pánico tras el consumo de alucinógenos como la marihuana.

Trastorno de ansiedad no especificado

En esta categoría se encuentran todos aquellos casos cuyos síntomas no encajan dentro de ninguno de los trastornos anteriormente descritos. Es un término que se da para la ansiedad o fobias que no cumplen con los criterios exactos para ser incluidos en los otros trastornos de ansiedad, pero su sintomatología tiende a ser muy molesta y perjudicial para la persona que la padece.

Trastorno de pánico

Este trastorno lo trataremos a profundidad en la siguiente parte de este estudio, ya que es el foco de esta investigación: se verá cómo se presenta, qué síntomas tiene, qué diferencias hay entre una crisis de pánico (que como vimos, se puede presentar en cualquiera de los otros trastornos) y un trastorno de pánico, y qué opciones de tratamiento hay cuando se presentan.

SEGUNDA PARTE
CRISIS DE PÁNICO

LOS ORÍGENES DEL PÁNICO

La palabra pánico tiene su origen en el vocablo griego *Pan* (Πάν), que era el dios de los pastores; en la mitología griega *Pan* significa todo, y en medicina conserva este mismo significado al utilizarse como prefijo. Entonces, el término pánico especifica un estado de ánimo muy desagradable que es inducido por la intromisión del dios Pan. La mitología dice que Pan era un ser espantoso, incluso relata que al nacer, su propia madre se asustó, se describe como mitad hombre y mitad animal, sus rasgos faciales muestran una expresión de astucia bestial. El carácter de Pan era normalmente alegre, pero cuando se le enfadaba o se le molestaba al estar durmiendo, entraba en furia y solía asustar a las personas y a los animales. Se le atribuyen también las características de agilidad, rapidez, nerviosismo y un deseo sexual voraz, por esta razón generalmente se encontraba al acecho de ninfas, apareciendo espontáneamente en cualquier parte. Por su principal característica de causar terror y miedo, la gente huía despavorida y evitaba en adelante, el lugar en cuestión. Pero de todas maneras, los atenienses presentaban a Pan como un dios beneficioso porque cuando los persas atacaron Atenas, Pan se presentó ante sus enemigos, logrando que su presencia provocara tal pánico que no les quedó más remedio que emprender la huida.

El autor del libro llamado *Pan y pesadilla*, James Hillman, es conocido actualmente como el principal representante de la psicología analítica y también fundador del Dallas Institute of Humanities. En este libro, Hillman describe la presencia del dios Pan escondiéndose en los más oscuros rincones de los bosques y las cuevas, señalando que éstos son los entornos ambientales en los que permanece Pan. Esta característica del entorno oscuro donde vive Pan fue descrita por los primeros analistas neoplatónicos como los representantes materiales de las profundidades de la mente donde reside el impulso, es decir, los agujeros más oscuros y profundos de la psiquis desde donde se origina el pánico, entendiendo que esto es una experiencia que se sale del control de la persona que lo padece.

La principal idea que nos da este trabajo de Hillman es que en las agrupaciones de síntomas que hoy se presentan dentro de la práctica clínica de la psicología y de la psiquiatría, se hallan presentes las imágenes de los dioses de la mitología como el componente central de estas agrupaciones de síntomas en forma de trastornos o síndromes. El ensayo que hizo Hillman tiene un enorme valor, pues en él establece la asociación que se da entre la representación del dios Pan que se manifiesta bajo cualquiera de sus miles de formas, y la semejanza que muestra en el entorno actual con las también múltiples alteraciones psicopatológicas que agrupan la psiquiatría y la psicología contemporáneas.

Cabe también destacar que de la mitología griega viene el término de fobia, que tiene su origen en *Phobos (temor),* que de acuerdo a la mitología era el hermano mellizo de Deimos e hijo de Ares (dios de la guerra) y Afrodita. A Phobos, al igual que a Pan, también se le atribuye la capacidad de asustar con su presencia a los enemigos. Por ello, muchos de los guerreros atenienses pintaban en sus escudos la imagen de Phobos, para así lograr asustar al contrincante. Esta "huida fóbica", que se presentaba en los enemigos como un comportamiento de evitación encubierto e irracional, es a lo que hoy se le ha dado el nombre de fobias.

El Diccionario de la Real Academia de la Lengua Española define el pánico como el estado de miedo o terror que se da como resultado de una amenaza o peligro real: "se dice del miedo extremo o del terror causado por la amenaza de un peligro inminente, y que generalmente se torna en colectivo y contagioso". Podemos decir que esta definición se hace válida para comprender la descripción de pánico bajo un estado de reacción natural, pero no en el contexto de una patología médica. Pues consideramos que es necesario hacer una descripción más en detalle de este fenómeno, en el cual se nos permita entender la relación que tiene con los fenómenos de ansiedad patológica y así mismo poder incluir este concepto en el ámbito psiquiátrico.

La definición de pánico dentro de la psicología científica, se describe como un miedo intenso que aparece de manera brusca y despoja de una clara apreciación a quien lo experimenta. Éste se puede presentar tanto individual como colectivamente. Para la parte colectiva, se dice que se presentan estados de miedo intenso en grandes grupos de individuos que tienden a reaccionar huyendo de manera caótica. Dentro de esta definición, se hallan tres elementos principales asociados a la presencia del miedo, los cuales son: la brusca aparición, la falta de claridad, y la reacción de huida caótica. Estos tres elementos son considerados los componentes básicos necesarios para la definición exacta de pánico en un plano psicológico, aunque sin embargo existen más precisiones descriptivas en tanto nos acerquemos más al término de pánico dentro del ámbito de los trastornos mentales.

Para adentrarnos más en el concepto de pánico es necesario definir primero cuáles son las diferencias entre miedo y pánico. El miedo se define como una reacción emocional de amenaza, siendo la fuerza que provoca que haya conductas defensivas. También se describe como un estado emocional desagradable que se da bajo respuestas psicofisiológicas y psicológicas cuando se presenta una verdadera amenaza o peligro, como estado de alerta, tensión, agitación y la acción ante una reacción de alarma. También se define básicamente como un sentimiento de temor o agitación ocasionado cuando realmente existe la presencia de un peligro. En ese sentido, definiremos el miedo como la emoción que se produce en respuesta a una situación de peligro que es real y que produce sensaciones internas de temor y cambios fisiológicos de naturaleza neurovegetativa, se considera entonces una emoción normal que lleva a una respuesta de defensa y que es adecuada y oportuna. Y entendemos por pánico la aparición brusca de un ataque de miedo intenso, que anula toda la capacidad de defensa del individuo y que produce un bloqueo del entendimiento, manteniéndose en el interior, sin que haya un estímulo conocido y que causa una excitación exagerada y prolongada en el organismo.

¿QUÉ ES UNA CRISIS DE PÁNICO?

Desde hace muchos años se describe como un fenómeno bien conocido en la literatura lo que conocemos como crisis de pánico, crisis de angustia o ataques de pánico. Desde el siglo XVIII se empezó a hablar de estos fenómenos con los que William Cullen describió con el término de neurosis, refiriéndose así al "conglomerado de alteraciones de los sentimientos y movimientos, en las cuales no se presenta fiebre, ni tampoco un traumatismo orgánico demostrable, sino que se encuentra ligada más a una afección mayor del sistema nervioso". En esta época este concepto fue muy polémico y aún hoy, después de casi dos siglos, se siguen presentando múltiples discusiones por este motivo.

Dentro de los principales especialistas que estudiaron e hicieron diferentes publicaciones acerca de las distintas teorías etiopatogénicas y descripciones de los fenómenos presentes en los trastornos neuróticos, se encuentran W. Cullen, S. Freud, P. Janet, Pinel, Da Costa, Charcot, Raymond, G. Beard, R. Krafft, Ebing, K. Jaspers y K. Scheneider, y entre todos contribuyeron a dar un mayor conocimiento acerca de estos episodios. La sintomatología que se describe para la crisis de pánico ha tenido diversas denominaciones por varios autores a través de las últimas décadas, entre las cuales las principales son:

- Agotamiento del músculo cardiaco (1864)
- Síndrome de corazón irritable o síndrome Da Costa (1871)
- Corazón del soldado (1916)
- Astenia neurocirculatoria (1918)
- Síndrome de esfuerzo (1919)

La crisis de pánico se reconoció de manera formal como patología clínica en el año 1972 en los Estados Unidos, bajo los criterios diagnósticos para 14 enfermedades psiquiátricas, y se basó en estudios hechos tanto a pacientes ambulatorios como a pacientes que se encontraban hospitalizados, con el fin de aportar un marco para la comparación de datos y fomentar la comunicación entre los distintos investigadores de la psiquiatría. En este escrito, se muestra formalmente por primera vez en los Estados Unidos la existencia del término "ataque de ansiedad" o "crisis de ansiedad", ubicándola en la categoría correspondiente a "neurosis de ansiedad", en la cual se hizo referencia a los ataques de ansiedad como componente básico para un diagnóstico de neurosis de ansiedad.

En 1980 se creó en Estados Unidos el DSM-III (Manual Diagnóstico y Estadístico de los Trastornos Mentales). Bajo los criterios de este manual, se inició un desglose del concepto de neurosis, dividiéndose en varios trastornos que encajaban dentro de los síntomas de dicha clasificación, entonces se publicó en el Diagnostic and Statistical Manual of Mental Disorders, en el capítulo correspondiente a trastornos de ansiedad, la clasificación para crisis de pánico (Panic Attack) y se diferenció del trastorno de pánico con o sin agorafobia (Panic Disorder). Años más tarde, en el DSM-IV (APA, 1994), se planteó en concreto la conveniencia de establecer bien la diferencia entre ataques de pánico y trastorno de pánico. Por lo anteriormente expuesto, entonces, se considera que los síntomas correspondientes a la crisis de pánico son tan antiguos como el ser humano (con diferentes cambios de nombres y clasificaciones, debido probablemente a los cambios en la cultura y a todo tipo de diferentes interpretaciones).

En concordancia con este manual de clasificación, entonces, las crisis de pánico se definen como períodos cortos de miedo o malestar muy intenso, dentro de los cuales se observan al menos cuatros síntomas somáticos y/o cognitivos dentro de un listado de trece definidos en este escrito. Además de esto, las crisis de pánico presentan un inicio súbito, y en muy poco tiempo (10 minutos más o menos), alcanzan su máxima intensidad. También se define que las crisis de pánico generalmente suelen ir de la mano con una situación de peligro inminente y un impulso o necesidad enorme de escapar. Las crisis de pánico en las cuales se cumplen todas estas condiciones pero presentan menos de cuatro síntomas, se les llama crisis de síntomas limitados.

En el DSM-IV se hace énfasis en que las crisis de pánico pueden darse en varios de los trastornos de ansiedad, y para poder hacer un diagnóstico adecuado es de vital importancia tener en cuenta el contexto en el que se da la crisis de pánico. De acuerdo a la relación que se da entre el comienzo del ataque y los desencadenantes, las crisis de pánico se pueden clasificar en:

a) Inesperadas: Es cuando el comienzo de la crisis no se da a partir de un desencadenante situacional claro. Aparecen sin una causa externa inmediatamente previa consciente; ante determinadas situaciones u objetos por los que tengamos una fobia.

b) Determinadas situacionalmente: Las crisis de pánico aparecen siempre cuando hay una exposición o ante la anticipación de un estímulo que las desencadena. Es entonces cuando la ansiedad anticipatoria toma un papel importante en circunstancias que no se puede evitar afrontar o en las que el sujeto se encuentra inesperadamente. Esto sucede muchas veces dentro de un trastorno de ansiedad generalizada o ante ciertas fobias específicas.

c) Predispuestas situacionalmente: Se presenta en los casos en los que las crisis de pánico aparecen frecuentemente ante situaciones determinadas, pero no se asocian en su totalidad con éstas.

d) Inducidas por sustancias estimulantes: Producidas por sustancias como la cocaína, la cafeína o las anfetaminas, entre otras, producen síntomas como taquicardia, aceleración, sudoración, que desencadenan un efecto "dominó" de pensamientos catastróficos.

De acuerdo a lo que los pacientes han informado describiendo su experiencia de una crisis de pánico, dentro del concepto terapéutico incluye generalmente el miedo a la muerte, el tener un accidente cerebrovascular o a presentar un infarto, y también al deseo urgente de escapar del lugar donde se encuentran en el momento en que se presenta la crisis de pánico.

Los síntomas aparecidos durante la crisis de pánico, en su mayoría se pueden asociar, aunque no de una manera estricta, con el trastorno en el cual se manifiestan, de este modo, la falta de aire se presenta más frecuentemente en la crisis de pánico dentro del trastorno de pánico con y sin agorafobia, pero sin embargo, para el trastorno de pánico con y sin agorafobia, es requerimiento que la crisis de pánico se dé de manera súbita. Otro síntoma, como el rubor, es más característico de una crisis de pánico situacional, y de este mismo modo, las crisis de pánico situacionales se presentan más en las fobias sociales y específicas. Las crisis que están relacionadas de algún modo con los estímulos del ambiente, son mucho más frecuentes en el trastorno de pánico como tal, aunque también se pueden presentar en la fobia social y la fobia específica. Es de resaltar que no existe una relación de exclusividad entre el diagnóstico de trastorno de pánico y el tipo de crisis de pánico que se presenta.

SÍNTOMAS DE UNA CRISIS DE PÁNICO

En una crisis de pánico, según el Manual Diagnóstico y Estadístico de los Trastornos Mentales del año 1994 DSM IV, existen trece síntomas característicos; al darse cuatro de estos síntomas en un lapso de 10 minutos, se puede considerar que se está presentando un ataque o crisis de pánico. Estos síntomas son:

1. Mareo: Se ocasiona principalmente debido a una tensión que presentan los cervicales, lo que disminuye la irrigación de sangre a la cabeza, generando diversos efectos como son la hiperventilación. También se presenta por hipotensión, en muchos casos debida a un efecto secundario de la medicación.

2. Falta de aire: Esto se debe principalmente al aumento de oxígeno en la sangre a causa de la hiperventilación (justamente lo opuesto a la asfixia).

3. Taquicardia, palpitaciones: En el momento que nos encontramos ante un peligro, ya sea real o imaginario, el corazón empieza a trabajar con mayor fuerza y rapidez, es así como envía más sangre a las zonas que intervienen en la reacción de alarma, para que puedan tener una función mejor (huir, atacar), mejor eliminación de toxinas, entre otros.

4. Hormigueo en las extremidades, pérdida de la sensibilidad, palidez: El flujo de sangre es más grande en aquellos lugares donde puede hacerse más necesaria, dejando el resto del cuerpo con poca irrigación. Igualmente, en este caso si se presenta una herida, hay menos probabilidades de que se desangre.

5. Opresión, dolor o pinchazos en el pecho. Dolor en brazo izquierdo: Esto se da debido a la tensión que se presenta en los músculos intercostales por la presencia de hiperventilación o por mantener los pulmones muy llenos. Espasmos en cervicales o dorsales que generan el dolor en estas zonas. Posturas corporales generalmente incorrectas.

6. Calor, sofoco, sudor, escalofríos: Es cuando aumenta la tempe-

ratura en las zonas imprescindibles de nuestro cuerpo y activación del sistema de enfriamiento que corresponde al sudor.

7. Percibir las cosas de forma extraña, ver lucecitas, etc.: Se presenta una disminución de oxígeno en determinadas zonas del cerebro, esto es debido a la hiperventilación. Se dilatan las pupilas, que aumentan la visión periférica, dando facilidad así a la percepción de posibles peligros.

8. Temblores, pinchazos, parestesias: Esto se debe a que la tensión muscular aumenta durante las crisis.

9. Dificultad para pensar en la forma habitual: En el momento en que sentimos una emoción muy fuerte, como el pánico, la ira, entre otras, se produce en nuestra mente lo que se llama "secuestro emocional", esto nos ocasiona una dificultad pasajera para pensar y actuar de la forma en la que generalmente lo hacemos. Esa es la manera natural en la que funciona nuestra mente, siendo muy útil cuando nos enfrentamos a una situación de peligro real.

10. Náuseas o molestias abdominales: Generalmente estos efectos son totalmente normales que produce la ansiedad en nuestro sistema digestivo. No representan ningún peligro y mejoran en el momento en que la ansiedad disminuye.

11. Opresión o sensaciones extrañas en la cabeza: Esto se debe principalmente a la reducción del nivel de oxígeno en ciertas áreas de nuestro cerebro o a espasmos de los cervicales que hacen difícil la irrigación de sangre en la cabeza, produciendo diferentes molestias.

12. Cansancio, agotamiento: Esto se produce debido a mantener los músculos estirados y en tensión durante mucho tiempo, o a la falta de sueño profundo y reparador.

13. Cualquier sensación interna temida: Cuando nos enfocamos en captar estos síntomas, entonces la tendencia es a aumentar cualquier sensación (probarlo). Además, debido a que las sensaciones a las que tememos son propias de la ansiedad, cualquier pensamiento que suponga peligro podrá ocasionarlas o aumentarlas.

Como ya lo habíamos dicho con anterioridad, estos cambios serían de mucha utilidad y benéficos al momento de encontrarnos bajo una situación de peligro real. Pero cuando en lugar de tomarlo como una situación "normal", tendemos a pensar que estas sensaciones son peligrosas, entonces se pondrá en marcha aún más el sistema de alarma, y por esta misma razón las sensaciones que nos producen pánico se incrementarán.

De acuerdo a los sistemas de respuesta del organismo, podemos clasificar estos síntomas bajo tres niveles:

Síntomas fisiológicos

Cuando tenemos en cuenta el punto de vista de la evolución y la biología, notamos que el sistema de alarma correspondiente al miedo ocasiona de forma inmediata la respuesta de luchar o huir: las sensaciones de miedo ponen en marcha todas las fuerzas de reserva del organismo, preparándolo para el ataque, la lucha o la huida.

Cuando las personas dicen que la "angustia es algo mental", no tienen ni la más mínima idea de lo que están hablando. Aquel que verdaderamente haya experimentado una crisis de pánico fuerte sabe que ésta puede involucrar prácticamente todo el cuerpo. La reacción de emergencia se da en el momento en que el sistema nervioso simpático actúa complementándose con las hormonas secretadas por la médula adrenal, las cuales se conocen como adrenalina y noradrenalina, y éstas siempre se encuentran ligadas al miedo y la excitación, empezando a trabajar a toda marcha. La función que cumplen estas hormonas corresponde a movilizar los recursos del cuerpo para generar la acción de cambio, es decir, "luchar o huir", que puede hacer falta. Se empieza por producirse un aumento en el ritmo y la fuerza de los latidos del corazón, permitiendo que el oxígeno sea bombeado más rápido, generando una mayor irrigación de sangre en el organismo, principalmente en los músculos de los brazos y las piernas, los cuales a su vez se van a encargar de transformar estos impulsos en fuerza; igualmente se genera una contracción del bazo, que se encarga de liberar los glóbulos rojos para transportar aquel oxígeno, y se produce una liberación de azúcar almacenado en el hígado para que igualmente sea utilizado por los músculos; se hace una distribución del aprovisionamiento de sangre desde la piel y las vísceras a los músculos y el cerebro; también se hace una profundización de la respiración y se dilatan los bronquios con el fin de aspirar más oxígeno; las pupilas se dilatan con el fin de aumentar la capacidad de visión; también aumenta la capacidad de la sangre para coagularse y cicatrizar heridas; se produce un aumento en la provisión de las células sanguíneas especiales que se conocen con el nombre de "linfocitos", que tienen la función de ayudar a reparar los tejidos dañados; se produce un aumento de la actividad de las glándulas sudoríparas generando una sudoración fuerte encargada principalmente de enfriar todo el cuerpo y evitar un peligroso aumento de la temperatura corporal.

Todo esto pasa en cuestión de segundos o minutos; posteriormente, el sistema nervioso parasimpático se activa, siendo el responsable del sosiego, la digestión y la regeneración, logrando que se estabilicen las reacciones somáticas que se ocasionaron debido al miedo, y evitando que se mantengan por demasiado tiempo, logrando únicamente que se mantengan durante el tiempo estrictamente necesario sin que alcancen un grado fisiológicamente dañino, siendo un proceso también muy común en las crisis de pánico.

Cuando suponemos que muchos de nosotros hemos sido criados como animales de laboratorio, se hace evidente que podemos ser genéticamente más "reactivos" que muchos otros, pero por esto no existe razón alguna de creer que estamos destinados desde el momento de nuestro nacimiento a vivir normalmente en el extremo superior del espectro de angustia, mientras que algunos otros no corren riesgo alguno.

En numerosas ocasiones todos nos vemos obligados a enfrentar reacciones de emergencia de una forma inadecuada para las modernas condiciones de vida. Igualmente no existe ninguna razón para creer que un mayor resurgimiento sería necesariamente un mal rasgo o inadaptación; en muchos casos suele aumentar la capacidad que tenemos para reaccionar ante diversas emergencias. Las reacciones de emergencia no tienen nada de malo; la cuestión se vuelve un problema cuando tomamos reacciones de emergencia inadecuadas, que provocan alteraciones pasajeras en nuestro comportamiento. Otro análisis que damos al presentar una crisis de pánico es que ésta no puede durar indefinidamente, porque nuestro cuerpo no puede sostener esta reacción de emergencia por demasiado tiempo, y rara vez la angustia aguda dura más de unos minutos. Nuestro cuerpo siempre tenderá a insistir en regresar a la tranquilidad y relajación rápidamente.

El estrés que tenemos en el trabajo puede sin duda alguna generar algunos de estos síntomas, principalmente la alta tasa de respiración y la tensión muscular, al igual que cuando tenemos una alta demanda de trabajos de clase, o se presentan situaciones difíciles en nuestros hogares, en las relaciones de pareja o interpersonales. En muchos de estos casos, la tensión muscular puede ocasionar otras alteraciones de salud como el colon irritable, el estreñimiento crónico, las migrañas, entre otras. Cuando se mantiene esta tensión muscular, se puede generar de igual manera una tensión emocional y así mismo llegar a contribuir a la aparición o empeoramiento de los diferentes tipos de trastornos de ansiedad que describimos anteriormente. La hiperventilación, o tasa alta de la respiración, cumple también un papel fundamental dentro del origen y mantenimiento del trastorno de pánico. Esto es debido a la tensión emocional mantenida, produciéndose en muchas ocasiones un aumento pequeño del número de aspiraciones por minuto que provoca una elevación de oxígeno en la sangre. En muchas personas esto tiende a traducirse en los diversos síntomas como son el mareo, la taquicardia, el vértigo, la sensación de aislamiento del mundo o separación del medio ambiente cotidiano. Generalmente, estos síntomas son ocasionados por la respuesta al estrés diario, y en muchísimos casos pueden ser malinterpretados por muchos individuos como síntomas de una afección grave como un infarto, el desmayo inminente o pérdida de la razón, es entonces cuando definitivamente nos enfrentamos a las temidas crisis de pánico. Los cálculos indican que más o menos el 40% de las personas que se consideran "normales" ha experimentado una crisis de pánico en su vida.

Las crisis de pánico se manifiestan de distinta forma en cada persona, es así que quienes tienen miedo de sufrir un infarto pueden experimentar las sensaciones de palpitaciones, opresión en el pecho o taquicardia, pero este tipo de sensaciones pueden pasar desapercibidas en algunos otros pacientes que sufren de pánico pero que no temen a la enfermedad cardiaca, como por ejemplo, aquellos que sienten temor a volverse locos o a percibir la realidad de forma extraña.

Síntomas cognitivos

Principalmente hace referencia a los pensamientos e imágenes mentales que se vienen a nuestra mente con contenido de peligro, que en el caso del pánico están ligados al peligro de morir, volverse loco o perder el control. Estos pensamientos automáticos generalmente nos vienen a la mente cuando nos encontramos ante una situación atemorizante o nos damos cuenta de que algo en nuestro cuerpo no anda bien. Esa especie de diálogo interno que experimentamos justo en el momento anterior de aparecer los demás síntomas de las crisis de pánico de tipo fisiológico y conductual, es lo que se conoce como síntomas cognitivos.

En muchas ocasiones, cuando hemos sufrido desde hace ya un

tiempo los síntomas de ansiedad, suele pasar que ese diálogo interno se concentre en algunas palabras o frases aisladas, pero que muy en el fondo nos transmiten con la misma intensidad toda la carga ansiosa. Esas palabras a las que nos referimos son las que a veces nos vienen a la mente en forma veloz cuando nos encontramos ante determinada situación o estamos en la presencia de una situación corporal que nos atemoriza. La realidad es que toda esta serie de pensamientos que también son síntomas, son la clave de lo que más adelante se nos manifestará en una crisis de pánico. Esto se considera muy importante al encontrarnos en una determinada situación o imaginamos, recordamos o sentimos algo: las imágenes o pensamientos mentales que nos permiten interpretar lo que sucede y que se presentan antes de sentirnos mal, son la pieza clave en los trastornos de ansiedad. No nos encontramos ansiosos por las cosas que nos suceden o por las distintas situaciones por las que estamos pasando, sino por la forma como interpretamos las sensaciones, situaciones, imágenes y recuerdos mentales.

Dentro de las acciones cognitivas que tenemos todos los seres humanos, como son el pensamiento o la capacidad de comunicarnos, no se pueden separar ni de sus experiencias, ni de sus sensaciones. Al imaginarnos, por ejemplo, los momentos de diversión y esparcimiento en una fiesta, o de un día maravilloso de vacaciones o de una placentera aventura amorosa, estas visiones nunca dejan de condicionar nuestro propio estado de ánimo. Innegablemente nuestro pensamiento ejerce una gran influencia sobre nuestro comportamiento y sobre nuestro bienestar físico, de igual manera que éste, a su vez, condiciona y altera la forma en que percibimos las cosas. Se trata, por lo tanto, de una dependencia recíproca. Esta parte fisicoquímica característica de todos los seres humanos, tiende a manifestarse precisamente cuando sentimos miedo: la reacción fisiológica del miedo produce una serie de percepciones cognitivas, juicios de valoración y pensamientos, así como un aumento tanto de la atención como de la sensibilidad perceptiva. Estos procesos cognitivos internos se caracterizan por tener una importancia suprema de acuerdo a los pronósticos o expectativas negativas que producen las sensaciones de miedo: en el caso de muchas fobias, solamente el pensar en el objeto temido es suficiente para generar la crisis de pánico. Cuando pensamos en sentirnos desamparados ante una determinada situación, entonces se pone en acción la sensación de miedo, logrando llegar a intensificarla.

Una crisis de pánico necesariamente implica el debilitamiento del propio yo causado por la tensión, y una regresión a una fase temprana del desarrollo y a los sentimientos de un individuo dependiente y desamparado. No es de sorprendernos que aquel que está pasando por un episodio de conmoción emocional, tenga los sentimientos de temor y amenaza, durante los pocos minutos que a nuestro parecer pasan de una forma exageradamente lenta. Las descripciones que se hacen de una crisis de pánico muestran claramente cómo éste se percibe en forma de amenaza para la vida y tiende a provocar reacciones de tipo fisiológico adecuadas para una situación amenazadora, en la que la causa del peligro no es conocida: *terror, temor, miedo intenso, horror o una sensación de fatalidad.* Igualmente pueden surgir sentimientos de separación y aislamiento donde exista la relación de esta experiencia con el proceder normal de separación-angustia, en el caso de un niño pequeño. Es así como el primer momento puede ser muy difícil de aceptar, la experiencia que se tiene al sentir un miedo súbito es casi inevitablemente la recreación, bajo mucha presión, de experiencias muy parecidas que se manifestaron en el momento de la infancia temprana y que, ahora, se actualizan y presentan durante la vida adulta.

Es muy probable que la persona que experimenta una crisis de pánico no haya afirmado su centro psicológico de equilibrio en su infancia, y que por tal razón, haya mantenido una alta dependencia emocional en relación con los demás. Aunque la experiencia de una crisis de pánico se nos haga desestabilizadora y vergonzosa, generalmente invita a su víctima a hacer un análisis de sus creencias y premisas, hasta determinado punto, de su vida. Y al llegar a este punto, la persona empezará a preguntarse: "¿Qué me está sucediendo?", cuando lo más adecuado sería preguntarse "¿Qué he hecho yo para crear las condiciones por las que esto me está sucediendo?". Al darse cuenta de que lo que le pasa es fundamentalmente una manera aprendida de existir en el mundo, ya está conquistando una gran parte del misterio en el que se centra esta experiencia.

Síntomas conductuales

Los síntomas conductuales se encuentran en gran parte muy relacionados con la herencia evolutiva, es decir, los miedos que han pasado de una generación tras otra; en aquellas situaciones que nos generan miedo podemos tomar dos caminos, intentamos huir o nos preparamos para la lucha. Aunque en la era actual no se trata precisamente de defenderse de peligros físicos como la fuerza de la naturaleza, los enemigos o los animales salvajes, sino más bien de confrontar peligros de naturaleza psíquica, y en este caso siempre reaccionaremos con un comportamiento alterado al encontrarnos bajo amenaza. Esta forma de actuar se manifiesta, por ejemplo, cuando nos concentramos en una actividad exagerada de huida o escape del entorno, o en tratar de evitar las situaciones que nos llevan al pánico. El miedo como método de alarma y respuesta natural del ser humano pierde su eficacia tanto si no se utiliza como si se usa de forma continua. Esto quiere decir que el sistema reacciona de una manera hipersensible, incluso ante la más pequeña e inofensiva alteración del organismo o del entorno. De acuerdo a una regularidad relativa del comportamiento humano que se descubrió a principios del siglo por los psicólogos R.M. Yerkes y D. Dodson, el ser humano está en pleno rendimiento cuando el nivel que presenta de excitación o activación psicofísico no es ni muy bajo ni muy alto, sino que se mantiene en un promedio estable. La diferencia que encontramos entre los distintos tipos de miedo se le debe a Freud. Él hacía la diferencia entre el "miedo real", que se presenta en total normalidad y el "miedo neurótico", que es el que define como miedo a un peligro que no "vemos de manera consciente". El miedo verdadero tiene unas fuentes netamente diferenciables en el exterior, y, generalmente es adecuado a la amenaza que representa dicho objeto o situación a la que le tememos. Así, pues, cuando sentimos miedo real es lógicamente acorde con la realidad, bueno y saludable. Sin embargo, el miedo neurótico es una cosa totalmente diferente. Dentro del marco psicológico que describió Freud con tan alta precisión, el miedo es producto de conflictos que no se han resuelto, inconscientes o reprimidos. Desde la perspectiva del psicoanálisis, se diferencian tres clases de miedo neurótico: a) la angustia, que genera un miedo constante e inespecífico; b) la fobia, que es un miedo irracional a una cosa o a una situación en particular; c) el pánico, que es una repentina oleada de terror que acosa a un sujeto. Las siguientes condiciones, según los psicólogos, son las que caracterizan el miedo patológico o clínico:

- La reacción que generó el miedo no es adecuada a la situación que se presenta.
- Estas reacciones de miedo son crónicas y muy persistentes.
- La persona no está en la capacidad de explicar, aliviar o superar el miedo.
- Las reacciones que han provocado el miedo alteran significativamente las condiciones de vida de la persona.

La sintomatología de carácter conductual, incluye la tendencia a evitar, huir, escapar, buscar ayuda y hacer lo que se tenga que hacer para liberarse del "peligro". En este sentido, algunos pacientes llegan a urgencias, toman medicamentos, se quedan en su casa; evitan actividades como tomar cafeína, hacer algún deporte, tener relaciones sexuales o realizar cualquier actividad física; evitan estar solos, conducir, hacer filas, viajar o usar el transporte público; si acuden a estos lugares tienen que estar acompañados por alguien de confianza o tienden a llevar con ellos fármacos u objetos que los hacen sentir más seguros.

En el momento en que nos encontramos bajo los efectos de una crisis de pánico, las demás personas notan muchos menos síntomas en nosotros de lo que nosotros creemos. Esto se hace más evidente en las personas que presentan su crisis de pánico cuando padecen una fobia social, ellos piensan que todo el mundo se está dando cuenta de lo nerviosos que se encuentran. Los demás pueden ver de pronto un leve tartamudeo, que nos tiemblan las manos, que nos desplazamos inquietos de un lado para otro, que generamos discusiones o nos sentimos irritables, que nos limpiamos o revisamos las puertas más de lo acostumbrado. Todas éstas son expresiones de ansiedad que se dan en los diferentes trastornos y que las personas tienen con relativa frecuencia. Pero el síntoma conductual más presente en las personas que experimentan crisis de pánico, es la evitación o escape de situaciones que les ponen ansiosos o que les recuerdan sus preocupaciones, obsesiones o traumas. Cuando escapamos de algo o evitamos una situación que nos atemoriza, son dos síntomas que siempre están presentes y que tienen un papel básico para que el problema de ansiedad que sufrimos se mantenga a lo largo del tiempo. Si los pensamientos y las imágenes mentales son de gran importancia en el momento de sentir que viene una crisis de pánico, entonces evitar las situaciones que la producen tiene un papel determinante para que sigamos sintiendo ansiedad cuando aparecen. Por esta razón es muy importante aprender a manejar de forma correcta todos los pensamientos y las imágenes que se nos presentan de forma automática en la mente. Así mismo, es necesario afrontar en la vida diaria las situaciones de las que solemos huir o escapar, siendo éste el último paso que debemos dar para superar la presencia de nuevas crisis de pánico.

Los tres componentes que se manifiestan en las crisis de pánico (fisiológico, cognitivo y conductual) siempre estarán presentes cuando se activa un estado de ansiedad, y cada uno de ellos tiende a influir o activar y desactivar los otros. Pero está comprobado que el componente que tiene mayor fuerza es el que maneja nuestras creencias y pensamientos.

SUBTIPOS DE CRISIS DE PÁNICO

En 2011, Katharina Kircanski et al, hicieron una revisión exhaustiva de literatura, tratando de determinar varios subtipos de crisis de pánico, clasificándolos de acuerdo al síntoma predominante en determinada crisis. En este trabajo, la autora hace la consideración del pánico como un trastorno heterogéneo, el cual se encuentra compuesto por gran variedad de síntomas somáticos, fisiológicos y cognitivos que dan durante las repetidas crisis de pánico, y realiza un examen de los datos publicados por diferentes investigadores, con el fin de observar la posibilidad de que las crisis de pánico puedan o no clasificarse en diferentes subtipos de diagnóstico o funcionales. En los resultados encontró que es posible clasificar las crisis de pánico en cinco conjuntos de síntomas de pánico, dando origen a los subtipos de crisis de pánico (respiratorio, nocturno, sin miedo, cognitivo y vestibular) que se agrupan de acuerdo a varios grados de consistencia.

Respiratorio

Una crisis de pánico de carácter respiratorio es la que presenta cuatro de los siguientes cinco criterios de síntomas individuales: sensación de asfixia o sofocación, dificultad para respirar, dolor o malestar en el pecho, sensación de entumecimiento u hormigueo, y por último miedo a morir. Cuando no se cumplen estos criterios de síntoma se considera que es una crisis de pánico no respiratoria. Dentro del ambiente familiar se puede decir que el subtipo respiratorio es el que más encuentra hallazgos de trastorno de pánico en la historia familiar que cualquier otro trastorno mental, encontrándose estos hallazgos en los pocos estudios hechos principalmente en familiares de consanguinidad de primer grado. Dentro del subtipo de crisis de pánico de carácter respiratorio se encontró que existe una relación de comorbilidad en pacientes que padecen de asma u otras enfermedades de carácter respiratorio. También diversos estudios mostraron que existe alta comorbilidad en pacientes que presentaban crisis de pánico con síntomas respiratorios y pacientes que padecían de un trastorno depresivo.

Nocturno

Una crisis de pánico de carácter nocturno es, como su nombre lo indica, la que se presenta durante la noche, mientras la persona se encuentra durmiendo. Se caracteriza por un despertar repentino bajo un estado de angustia que involucra un temor subjetivo o malestar, que incluye los síntomas característicos de carácter cognitivo y fisiológico. Los pacientes que presentan crisis de pánico exclusivamente nocturnas son pocos, ya que generalmente los que presentan crisis de pánico diurnas también las tienen nocturnas. Estas crisis de pánico duran de 2 a 8 minutos y ocurren fuera del sueño no-REM. En estudios polisomnográficos hechos se muestra que el pánico nocturno no tiene nada que ver con ningún tipo de trastorno de sueño, y se presenta muy a menudo en los pacientes con trastorno de pánico. Un estudio mostró que al menos el 58% de pacientes con trastorno de pánico ha padecido una o varias crisis de pánico de carácter nocturno. Las crisis de pánico nocturno generan graves aflicciones de sueño, con tendencia a evitar dormir; esto es perjudicial porque al tratar de evitar el sueño los pacientes se ponen, por ejemplo, bajo el efecto de la cafeína, que en exceso puede ser desencadenante de crisis de pánico más graves y más intensas. Dentro de los trastornos que presentan comorbilidad a la crisis de pánico de carácter nocturno, se encontró mayor incidencia en los pacientes que mostraban un trastorno depresivo mayor, pero igual las crisis se presentaban tanto diurnas como nocturnas.

Esta sintomatología puede llegar a confundirse con la "parálisis del sueño". En esta última el paciente también experimenta palpitaciones, sudoración y temor, pero su raíz se debe a sentir que ha despertado pero le es difícil el volver a la actividad de vigilia. Es decir, la persona se encuentra despierta pero su organismo no responde de modo consciente, sin poder abrir los ojos o incluso mover su cuerpo. Esta sensación de despertar pero sin control le produce al paciente sensaciones de miedo que conlleva una seguidilla de expresiones sintomáticas.

No temeroso

Este tipo se define básicamente porque el individuo sí reporta altos niveles de síntomas fisiológicos como cardiacos y electrodérmicos, pero bajas sensaciones de angustia como tal. El pánico no temeroso o sin miedo, es muy poco común y generalmente se ve en pacientes que están en un entorno médico o que se encuentran ya hospitalizados. Generalmente, lo que pasa es que a pesar de sentir las manifestaciones fisiológicas propias de la crisis de pánico, si la persona se encuentra en el hospital, entonces sabe que en ese entorno no le puede pasar nada grave o si pasa se le puede atender a tiempo, como un infarto o un desmayo. Entonces, aunque presente los otros síntomas, la expresión del miedo está ausente.

Cognitivo

El subtipo cognitivo del pánico ha sido relativamente poco caracterizado y probablemente no se ha asociado de forma fiable con ningún otro síntoma externo. Esto es debido a que generalmente opera en el cerebro, dominando nuestros pensamientos. Se refiere al miedo excesivo o pánico en ausencia de características somáticas medibles o elevadas. Básicamente, el subtipo cognitivo se relaciona con el miedo a perder el control, el miedo a volverse loco y un sentimiento de irrealidad. La comorbilidad de este subtipo se encuentra presente en el trastorno de pánico, el trastorno de ansiedad generalizada, la agorafobia y los trastornos obsesivo-compulsivos principalmente.

Vestibular

El subtipo de crisis de pánico vestibular hace referencia a síntomas como mareos, ataques y anomalías en el funcionamiento vestibular o de equilibrio, presentes durante el pánico. Este subtipo se manifestó con una frecuencia alta en pacientes que ya habían presentado crisis de pánico, aproximadamente en un porcentaje de 71 a 75%. Entonces al subtipo de crisis de pánico vestibular podemos atribuir los síntomas como mareos, náuseas, temblores, sudoración excesiva y escalofríos. La comorbilidad de este trastorno se muestra principalmente en pacientes que presentan trastornos vestibulares como vértigo. En pacientes con vértigo se ha observado que se manifiestan crisis de pánico frecuentes por la sensación de sentir mareo y caerse, esto produce un gran malestar en la persona, llegando a ocasionar en muchos casos un trastorno de pánico con agorafobia. Este subtipo se presenta con mucha frecuencia tal vez debido a la impresión que tiene el sujeto ante eventos catastróficos, como el miedo a perder el control, desmayarse o morir, perjudicando seriamente la vida cotidiana del individuo.

QUÍMICA EMOCIONAL

Cuando las personas padecen trastornos de ansiedad, en general se establece una relación bilateral con algunas sustancias, de las cuales hablaremos en esta parte, y que influyen en el desarrollo de las crisis de pánico. Como veremos, algunas pueden ser sustancias con las cuales nosotros sin saber estamos haciendo que se exacerbe el problema del pánico, y en otros casos, son sustancias con las cuales se han hecho experimentos para saber el efecto que ejercen para desarrollar las crisis de pánico. De hecho, estas sustancias de las que vamos a hablar tienen varios de los siguientes efectos:

- Ocasionar los trastornos de ansiedad.
- Empeorar los trastornos de ansiedad que ya teníamos.
- Dar una solución temporal a los síntomas que se nos presentan durante el trastorno.
- Cronificar los trastornos que padecemos.

Por lo tanto, se tratará de aclarar el rol que desempeña la química emocional en la superación del pánico. Para ello se revisarán diversas sustancias como el alcohol, la cafeína, los narcóticos y algunos medicamentos que pueden ser útiles o perjudiciales para el desarrollo de las crisis de pánico.

Sustancias que inducen crisis de pánico utilizadas de forma cotidiana

Café, cacao y gaseosas de cola

El café, el cacao y las gaseosas de cola tienen en común el ingrediente principal de su composición, la cafeína, que tiene una estrecha relación con los síntomas que causan las crisis de pánico. Cuando se toma una dosis alta de cafeína se presentan síntomas como nerviosismo, irritabilidad, mareos, náuseas, temblores, palpitaciones, vértigos y diarreas. Pero, ¿qué cantidad de cafeína será suficiente para desarrollar estos síntomas? Eso varía entre una persona y otra, de acuerdo a la sensibilidad que determinado individuo o individuos tengan hacia la cafeína. Además, un mismo sujeto entre más frecuentemente consuma bebidas que contengan cafeína, más tolerante se vuelve y mayor cantidad de cafeína requiere para alcanzar los mismos efectos.

Cuando la cafeína se consume en ciertas dosis, puede generar efectos muy parecidos a los que se presentan durante una crisis de pánico, y esto debe tenerlo en cuenta la persona que es propensa a sufrir trastornos de ansiedad. Es muy común que algunas crisis de pánico sean ocasionadas por al elevado consumo de bebidas que contienen cafeína. En muchos casos las crisis de pánico que ocasiona el consumo de cafeína llegan a convertirse en el principio de un trastorno de pánico, pero en otras ocasiones aparecen de forma aislada y no pasan de ser un mal momento.

Probablemente la relación que se presenta entre una crisis de pánico y el consumo de cafeína explique, en parte, por qué aproximadamente un 40% de la población ha presentado o probablemente presente una crisis de pánico a lo largo de su vida. Cuando ya han pasado los efectos que trae el consumo de cafeína –probablemente en unas 12 o 24 horas– los síntomas de la crisis también deben bajar. Pero en algunas ocasiones puede pasar que después de haber experimentado una crisis de pánico –ocasionada por el consumo de cafeína– se incremente nuestro temor a sufrir otras crisis de las mismas características. Esto se presenta muy frecuentemente cuando no tenemos en cuenta la relación que existe entre el consumo de cafeína que hemos ingerido en el café, el chocolate o las gaseosas y las sensaciones corporales que empezamos a experimentar, como taquicardia, temblores o náuseas, entre otras. Citando a los expertos, podemos decir que "cuando desconocemos los efectos que tiene el alto consumo de cafeína no estamos exentos de sufrir sus efectos". En otras palabras, si tienes la tendencia a desarrollar cualquier trastorno de ansiedad lo mejor sería reducir lo más posible el consumo de café, gaseosas de cola, té e incluso el chocolate.

Bebidas "energizantes"

En los últimos años se ha popularizado el consumo de bebidas energizantes que, como lo indica su nombre, son usadas para generar un estado de alerta en el organismo, sin tener en cuenta todas las otras consecuencias no tan benéficas que su consumo acarrea. Este tipo de bebidas están hechas a base de un cóctel de vitaminas, azúcares, cafeína, taurina y guaraná. En la actualidad, en muchos países, se ha generado una gran polémica en torno a si estas bebidas se deben vender libremente como un producto más de la canasta familiar, por los efectos catastróficos que ha generado en ciertas personas, especialmente al mezclarse con alcohol u otras sustancias. De hecho, en algunos países su venta está restringida. Los estimulantes presentes en estas bebidas, entre otros, son la cafeína y el guaraná. Este último es una pasta extraída de las semillas de la planta que se cultiva en Brasil y que por sí sola posee cerca de un 5% de cafeína, más otras sustancias que tienen efectos similares, como la teobromina y la teofilina. Estas bebidas son dos o tres veces más perjudiciales en cuanto a los efectos que tienen en el desarrollo de crisis de pánico y trastornos de ansiedad, por la alta cantidad de estimulantes que poseen.

Alcohol, cocaína, anfetaminas

En pocas dosis, se considera que el alcohol posee un efecto desinhibidor, y en dosis más altas, genera un efecto depresor. Por esto, es muy común escuchar el dicho "me tomaré una copa para animarme", en las personas que se sienten un poco ansiosas al llegar a un evento social. Probablemente esta primera copa sí reduce la ansiedad. Después la segunda copa hará que la diversión empiece, porque relaja el sentido crítico sobre lo que las demás personas pueden pensar con respecto a la forma en que nos comportamos. Tras varias copas, lo más probable es que la diversión disminuya y aumenten los malestares tanto físicos como psicológicos. Sin embargo, la relación que existe entre las crisis de pánico y el consumo de alcohol no es directa ni única en la mayoría de los casos. Algunas personas que padecen trastornos de ansiedad pueden tomar una jarra de cerveza o una copa de vino sin que esto afecte su trastorno y no genere ningún problema de dependencia al alcohol. Esto es lo que los sociólogos denominan beber social. En nuestra cultura (latina) es muy apreciado el consumo de alcohol en dosis moderadas. Pero, no obstante, en la gran mayoría de los casos este consumo de alcohol genera un problema adicional. En el caso de las personas que padecen trastornos de ansiedad, presentan un riesgo bastante elevado de tener problemas por el consumo de bebidas alcohólicas. Esto lo podemos explicar a partir de una idea principal: es razonable que una persona que se sienta mal, tienda a buscar la mejor solución para superar su problema. Estas soluciones pueden ayudar en muchos casos, pero en otros no. Entonces, el consumo de alcohol a corto plazo, baja la sintomatología de ansiedad que experimentamos al llegar a un evento social; pero a largo plazo, es probable que acabemos tomando alcohol ante cada situación que nos provoque ansiedad o en el momento en que pensamos que tenemos que enfrentarnos a una situación que nos generará pánico. El abuso en el consumo de bebidas alcohólicas tiene un riesgo muy alto en personas que sufren trastornos de ansiedad. Por eso es prudente estar alertas ante el consumo de alcohol que tiene la finalidad de hacernos sentir en calma ante determinadas situaciones como salir a un bar, una reunión social, o al encontrarnos solos en casa tras una discusión con los hijos o la pareja.

La cocaína es uno de los estimulantes más utilizados en el mundo occidental que no está legalizado. Entre los efectos estimulantes que tiene y que son valorados por las personas que la consumen están: el aumento de la percepción de valor de uno mismo, hace más fácil que nos concentremos y hablemos elocuentemente y reduce la sensación de fatiga. Bajo los efectos de la cocaína podemos consumir más cantidad de alcohol sin emborracharnos tan rápido, entre otras. En realidad, su consumo tiene efectos positivos, pero a corto plazo. Porque a largo plazo, representa un gran problema, ya que cada vez se hace mayor la cantidad que se necesita para lograr estos efectos, y llega un momento en que su consumo ya no tiene efectos positivos, cambiándose por efectos de carácter negativo, como la desconexión de la realidad, la irritabilidad o la tensión muscular. Con el paso del tiempo, los efectos que tiene la abstinencia en el consumo de cocaína, se vuelven más intensos. El abandonar el consumo de cocaína puede llegar a provocar una depresión profunda, en especial cuando se ha estado expuesto a altas dosis de este estimulante. En algunos casos, la cocaína puede ocasionar crisis de pánico,por su carácter estimulante, pero sin lugar a dudas cuando una persona padece cualquier trastorno de ansiedad y es adicta a la cocaína, debe dejarla para poder empezar un tratamiento para el trastorno, o no encontrará ningún alivio.

Actualmente el consumo de anfetaminas es mucho más bajo que el que se venía presentando años atrás, pero son muchos los derivados de estas sustancias que aún se consiguen en el mercado negro. Como estimulantes que son, estas sustancias tienden a agravar los trastornos de ansiedad y a incrementar los episodios de crisis de pánico.

Sustancias que inducen crisis de pánico utilizadas para estudios científicos

El sistema nervioso central es hipersensible a ciertas sustancias que consideramos panicogénicas, y que sirven para indicar la existencia de algún tipo de trastorno o alteración en las funciones que tienen las vías específicas de los neurotransmisores y/o receptores presentes en el cerebro. Varios estudios han mostrado cuáles de estas sustancias generan esta hipersensibilidad, de las cuales podemos mencionar las siguientes:

Lactato de sodio

Los estudios más conocidos acerca de la provocación inducida experimentalmente de crisis de pánico, son los que se han hecho con lactato de sodio. En 1967, Pitts y McClure pudieron demostrar los efectos de la administración por vía intravenosa de lactato de sodio, en el desarrollo de crisis de pánico en pacientes que tenían antecedentes de crisis anteriores en un 95%, comparado con sujetos que no habían presentado crisis anteriores con un porcentaje significativamente menor del 13%.

Yohimbina

Como vimos anteriormente, las crisis de pánico fisiológicamente hablando, involucran al sistema noradrenérgico, y por pruebas realizadas se ha demostrado que la yohimbina es considerada el panicogénico noradrenérgico característico por tener la capacidad de causar crisis de pánico en pacientes que ya han sido diagnosticados con trastorno de pánico.

Dióxido de carbono

En 1985 Klein postuló que el trastorno básico primario dentro de la fisiología del trastorno de pánico, está basado en una desregulación de los gases respiratorios, más específicamente el metabolismo del dióxido de carbono. Las investigaciones realizadas muestran una similitud clínica presente entre el subtipo de crisis de pánico de carácter respiratorio y una situación real de asfixia, encontrando la relación que hay también con el pánico y los cambios metabólicos que se presentan en el momento del parto. Así, una crisis de pánico de subtipo respiratorio puede generar una evocación del momento del parto, en el caso de las mujeres.

ETAPAS DE UNA CRISIS DE PÁNICO

De acuerdo a la forma como se produzcan ciertas sensaciones corporales, la persona que las experimenta puede creer o imaginar que éstas darán lugar inmediatamente a consecuencias peligrosas o de carácter catastrófico (un ataque al corazón, la sensación de desmayarse, de perder el control, de volverse loco, de provocar una escena, sentirse incapaz, incluso pensar en la muerte) o creen que son señales de que estos eventos tan temidos ya están pasando. Dentro de estas sensaciones, no todas tienen la misma probabilidad de estar relacionadas a catástrofes inmediatas. Lo más probable es que se den después de haber tenido una crisis de pánico o ansiedad. Cuando se producen síntomas de pánico o cardiorrespiratorios, entonces podemos pensar que tenemos un trastorno agudo como un infarto o ahogo, en contraste con los síntomas de cáncer u otras enfermedades que llevarían a la muerte después de espacios de tiempo más largos del desarrollo de la enfermedad. De igual manera, es mucho más sencillo que generen pánico los cambios abruptos y repentinos que los lentos y crónicos.

Generalmente cuando se explica la ocurrencia de una crisis de pánico, esta no tiende a ser la misma o no es válida para los diferentes tipos de crisis, en especial los que se dan en las primeras ocasiones. Se han hecho varios estudios que indican que la primera crisis de pánico empieza con sensaciones desagradables, seguidas o acompañadas de pánico; y que sólo luego aparecerán las cogniciones conscientes de peligro o catástrofe (miedo a volverse loco o probablemente a morir), como un intento de analizar lo que ha pasado.

Cuando se presenta la primera crisis de pánico, se da muy probablemente en respuesta a causas de tipo orgánico (enfermedades, consumo de sustancias, ya sean fármacos o drogas, o abstinencia de éstas), también, en gran parte de los casos, causas de tipo psicológico (situaciones de estrés crónico o agudo) en individuos que son psicológicamente vulnerables (como por ejemplo, individuos con antecedentes de trastornos de ansiedad o psiquiátricos).

Después de esto, las sensaciones corporales, los pensamientos de carácter catastrófico y todas las situaciones que se dieron en experiencias anteriores de gran ansiedad o pánico tienden a convertirse en estímulos condicionados para que se den trastornos de ansiedad o pánico. De esta manera, cuando el sujeto presenta una o varias crisis de pánico, inmediatamente llega a estar hiperalerta cuando aparecen determinadas sensaciones somáticas, interpretándolas como señales de ansiedad o pánico subsiguientes y de otros cuantos peligros como infarto, coma, muerte cerebral, desmayos, volverse loco, perder el control, y muchas más, respondiendo con pánico en presencia de las mismas. Igualmente, se puede llegar a establecer una relación directa entre algunas de estas sensaciones corporales y la experiencia que ocasiona la crisis de ansiedad (condicionamiento interoceptivo) sin que haya la necesidad de que se medite acerca de la interpretación consciente en términos de peligro. Bajo este concepto podríamos explicar las crisis de pánico espontáneas o inesperadas.

Algunos estudios apuntan a que las crisis de pánico se pueden dar por determinadas situaciones externas, que se acrecientan por circunstancias estresantes (discusiones, problemas) o impulsados por otros factores (enfermedades de otro tipo, cambios hormonales, cogniciones, consumo o abstinencia de fármacos o drogas, calor, ejercicio, cambios rápidos en la postura, excitación, entre otros). Cuando se presentan estas dos características de crisis de pánico, más específicamente en la segunda, la persona no se da cuenta del antecedente de la crisis y tiende a juzgarlo como si se hubiera dado de manera espontánea. Este punto lo trataré más adelante como una manera de comprender en su globalidad la manera en que ocurren los ataques de pánico.

Sensaciones internas

El pánico se encuentra precedido de unas sensaciones internas, que generalmente son algunas de las que ya hemos hablado, como sacudidas del corazón, palpitaciones, elevación de la frecuencia cardiaca, escalofríos o sofocaciones, calor, temblores, sensación de ahogo, falta de aliento o atragantamiento, malestar u opresión en el pecho, malestar gástrico o náuseas, mareo, inestabilidad, sensación de ausencia de la realidad, sentirse separado de uno mismo, hormigueo o entumecimiento en las extremidades. Todas estas sensaciones inicialmente son normales y típicas en los trastornos de ansiedad, pero pueden presentarse en forma de crisis de pánico cuando se interpretan de forma catastrófica.

Interpretaciones catastróficas

Éste es el siguiente paso después de tener las sensaciones internas, y se consideran las principales responsables de las crisis de pánico, porque es cuando se concreta la creencia de que las sensaciones internas son peligrosas, y de que en el momento de sentirlas se está a punto de perder el control, volverse loco o morir, porque el individuo no se siente en la capacidad de enfrentarlas. En una pequeña parte de los casos, se limitan a la creencia de que tales sensaciones son terribles y no se pueden soportar.

Reacción de alarma

Ésta es la última etapa de la crisis de pánico y también se le conoce como activación del programa de pánico; es un mecanismo reflejo del organismo, como la capacidad de respirar o succionar de un bebé, cuyo principal objetivo es ayudarnos a sobrevivir en el caso de que nos encontremos ante un peligro inminente. Cuando se activa esta reacción de alarma, se dan las emociones, sensaciones y conductas típicas de una crisis de pánico. Sin embargo, esta reacción puede darse aun sin haber un peligro real, siendo suficiente que creamos que sí existe.

Cuando notamos algunas de estas sensaciones como por ejemplo, ver las cosas de una manera extraña, entonces pensamos que nos va a ocurrir algo horrible, que nos estamos volviendo locos, de modo que nos pondremos mucho más nerviosos, logrando que aumenten las sensaciones típicas del pánico. En otras palabras, cuando pensamos que nos encontramos en grave peligro, se activa el sistema de alarma, que entre otras cosas lleva a un incremento de estas sensaciones internas. Cuando se incrementan las sensaciones, se tienden a interpretar como la "prueba" de que no estamos en condiciones normales y de que algo verdaderamente malo nos está pasando, y con esto sólo aumentamos más la ansiedad y las sensaciones que provienen de ella; o sea, se activa con una fuerza mayor el sistema de alarma, formándose una espiral o círculo vicioso que nos puede llevar a experimentar una crisis de pánico.

Cuando analizamos toda esta situación, nos daremos cuenta de que: 1) Las reacciones que experimentamos al sufrir una crisis de pánico son muy normales, debido a que en ese momento nos encontramos convencidos de que estamos en presencia de un peligro inminente, y 2) Las crisis son inducidas por nosotros mismos, cuando interpretamos como amenaza unas sensaciones normales, que cada vez más incrementan su intensidad en la medida en que sigamos creyendo que nos encontramos en peligro. Algunos individuos creen que es muy difícil detectar las interpretaciones catastróficas de las sensaciones a las cuales les tienen miedo. Pero se ha demostrado que éstas se pueden producir sin que sean accesibles a la conciencia (esto mismo ocurre cuando nos encontramos expuestos a mensajes subliminales, que inducen al consumo de ciertos productos sin que nos demos cuenta de que el mensaje nos lleva a consumirlos); de todas maneras, los pensamientos catastróficos tienden a hacerse más conscientes cuando aprendemos a prestarles más atención. El siguiente gráfico representa un ejemplo de cómo serían las etapas en la crisis de pánico.

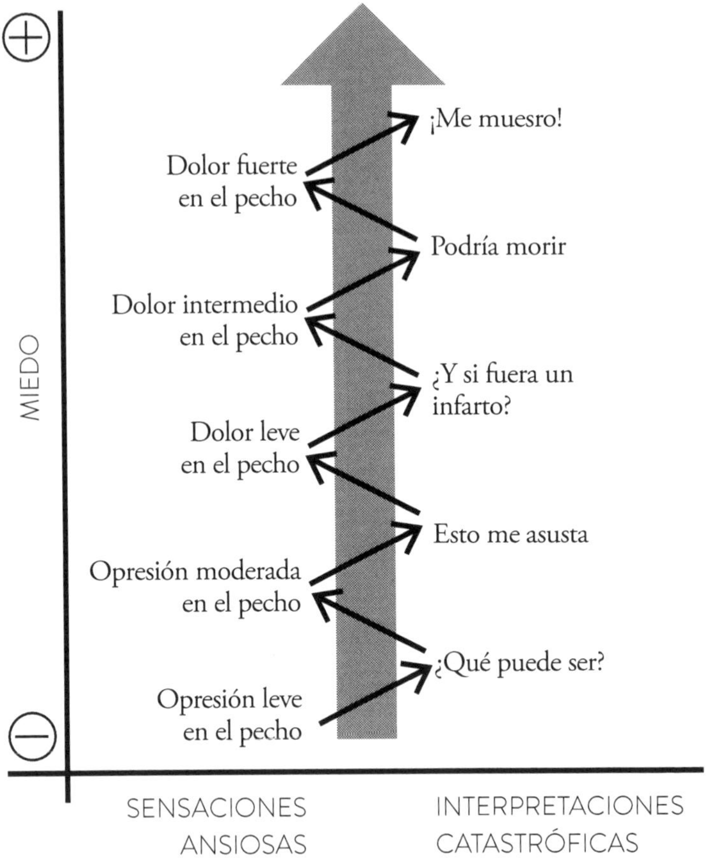

Ref. "Superar la ansiedad y el miedo". 2002.

DIFERENCIAS ENTRE UNA CRISIS DE PÁNICO Y UN TRASTORNO DE PÁNICO

En la población en general, se presentan con mucha frecuencia las crisis aisladas de pánico, notándose que en gran parte de los casos, los sujetos que las experimentan no les dan mayor importancia. Son consideradas generalmente como una especie de pesadilla y atribuyen sus efectos a que se han puesto nerviosos u otras causas no tan preocupantes. Pero, en algunas ocasiones, la persona que tiene una crisis se queda muy preocupada por ella y con mucho miedo a que se vuelvan a presentar nuevas crisis o las sensaciones internas que se relacionan con éstas. Cuando ese temor es lo suficientemente fuerte para dar lugar a emociones y conductas contraproducentes, entonces se considera que esta persona a la que la aquejan estos síntomas padece un trastorno de pánico.

Cuando se presenta la crisis de pánico, la angustia se torna muy aguda, a través de crisis súbitas que se dan de forma recurrente y poco predecible en gran parte de los casos. Son de duración corta, y presentan altas tasas de ocurrencia tanto en el día como en la noche. Estas crisis se presentan muy a menudo de forma severa y generalmente se dan de forma espontánea, llegando de sorpresa y provocando gran angustia al individuo, quien las vive con plena conciencia de la anormalidad de este fenómeno y con el temor de que se vuelvan a dar en el futuro. Después de que el sujeto experimenta las primeras crisis, éste genera un estado de miedo permanente a que se vuelvan a repetir, lo que ocupa un lugar de gran importancia dentro de sus preocupaciones. Entonces, su relación con el medio ambiente se ve comprometida, por el hecho de que su independencia se ve limitada. Los vínculos interpersonales se perturban, generando dificultades para mantener relaciones satisfactorias con otros, por lo que en muchos de los casos estos sujetos desarrollan también conductas de evitación hacia los demás. Asimismo, adquiere una forma de vida, caracterizada por el miedo ante la aparición de una nueva crisis, lo que hace que se modifique el conjunto de sus actitudes ante el medio ambiente con ansiedad anticipatoria y conductas evitativas. Es por esto que las crisis de pánico no representan únicamente una patología que se manifiesta por dichas crisis, sino que también involucra al individuo por completo, consigo mismo y en sus relaciones con las demás personas. Es entonces cuando se establece el círculo vicioso que da lugar a la aparición de nuevas crisis.

Cuando surge una crisis, generalmente inmotivada, de comienzo repentino e inesperada, da lugar a la aparición de varios síntomas tanto físicos como psíquicos, que en su mayoría llevan a una interpretación negativa y temerosa del futuro, lo que facilita que reaparezcan nuevas crisis y también se presenten de forma más intensa durante la crisis en sí.

En el momento en que se presenta la crisis de pánico, los pensamientos catastróficos tienen un carácter de inminencia, como por ejemplo: "me estoy asfixiando, siento que me muero", "tengo muchas palpitaciones, voy a sufrir un infarto", pero, cuando las crisis se repiten y se genera la ansiedad anticipatoria, dando lugar a un trastorno de pánico, aparte de las crisis, tienen lugar pensamientos como: "probablemente tenga un tumor", "es posible que me encuentre enfermo del corazón", " en caso de que continúe así, me volveré loco".

La repetición de las crisis de pánico, su intensidad en los síntomas, se puede presentar de forma muy variada y aparecer de forma distinta de un individuo a otro. No podemos decir que es lo mismo tener diariamente una crisis de pánico, que presentar una por semana o por mes; tampoco es igual pasar muchas horas al día con ansiedad anticipatoria, que tener episodios aislados de duración (flashes), durante los cuales pensamos: ¿qué sucederá si me vuelve a pasar?, ¿qué ocurrirá si vuelvo a tener una crisis de pánico?

De acuerdo a sus características diagnósticas en el DSM IV, se distingue las crisis de pánico de los trastornos de pánico, porque la sintomatología característica que da lugar a la crisis de pánico se puede presentar en cualquiera de los otros trastornos de ansiedad de los que ya hemos hablado anteriormente. La principal característica de la crisis de pánico es la aparición aislada o temporal de temor o malestar muy intenso, acompañado de cuatro o más síntomas de los trece que caracterizan las crisis de pánico. La crisis de pánico consiste en una descarga neurovegetativa súbita con una intensa vivencia de sensación de muerte que dura un lapso de 15 o hasta 30 minutos. Esta crisis empieza de forma brusca y alcanza su nivel máximo alrededor de los primeros 10 minutos.

El síntoma base de un trastorno de pánico es la crisis de pánico, tratándose de un episodio de angustia muy difícil de tolerar, que comienza bruscamente, que tiene una corta duración y un carácter espontáneo, que no se encuentra unido a sucesos identificables de forma clara. La sintomatología característica está constituida por varias combinaciones de sentimientos de miedo, horror o aprensión, ligadas también a manifestaciones físicas dentro de las cuales se encuentran síntomas cardiovasculares y respiratorios, así como molestias abdominales, y también las sensaciones características de mareo, sudoración, temblor, hormigueo y escalofrío. Encontrándose también que en varios casos el sujeto refiere sentirse desligado de su entorno o con una sensación de rareza.

El trastorno de pánico es una patología clínica más estable, cuya base central es la presencia de crisis de pánico inesperadas y con recaídas, seguidas de la aparición, durante más o menos un mes, de un estado de preocupación permanente ante la posibilidad de sufrir nuevas crisis de pánico, y por sus posibles consecuencias o implicaciones, o bien de un cambio en el comportamiento del individuo muy significativo en relación con estas crisis de pánico. Que la característica principal del trastorno de pánico sea la presencia de crisis, da lugar a establecer como sintomatología característica de este trastorno la misma que describimos en la crisis de pánico.

Las dificultades de las personas que padecen de trastorno de pánico están relacionadas a que durante sus actividades diarias experimentan la sintomatología, logrando que esta situación conduzca a un estado de desmoralización. A nivel psíquico, el individuo se encuentra angustiado, inquieto, con un malestar que alerta a veces las capas profundas; también se encuentra irritable, le preocupa su futuro, e interpreta las sensaciones de una manera hipocondríaca. Tiende a interpretar los síntomas que le aquejan de una forma insospechada, como manifestaciones de una enfermedad muy grave, y en consecuencia, acude con demasiada frecuencia a los servicios médicos de urgencias, o a las consultas de todo tipo de especialistas, de acuerdo al síntoma que domine el cuadro clínico, acostumbrándose a anticipar un fin catastrófico por el resultado de los síntomas físicos, por ejemplo, al creer que un pequeño dolor de cabeza significa la presencia de un tumor en el cerebro. Entonces el individuo duerme angustiado, se le ve desmotivado y con "falta de carácter" o "falta de fuerza"; cuando se realiza los estudios y exámenes de laboratorio, y salen normales, tiende a tranquilizarse un poco. Esta experiencia tan dramática lógicamente afecta el pensamiento del individuo, al igual que su percepción y aprendizaje, logrando que se ausente del trabajo o de la escuela a consecuencia de sus preocupaciones y las visitas al médico, por lo cual en muchos de los casos genera despidos o expulsiones de los centros educativos. Es por esto que el trastorno de pánico se considera una enfermedad mental que produce un gran deterioro en la capacidad funcional del paciente, haciendo un mayor uso de los recursos médicos, y por esta razón, en la actualidad, se están haciendo grandes esfuerzos en la clínica y la investigación para esclarecer la naturaleza de este padecimiento.

Muchos estudios han demostrado que al no existir un tratamiento eficaz, el trastorno de pánico se puede convertir en una enfermedad crónica y desgastante, en el que se presentan periodos de mejoría o de exacerbación de la enfermedad. El trastorno de pánico, como lo veremos más adelante, se puede presentar con o sin agorafobia, siendo uno de los trastornos de ansiedad que genera más discapacitación.

Igualmente, el pánico puede estar asociado a conductas de evitación de actividades y situaciones en las cuales se presentan los criterios de agorafobia. Las personas que sufren de trastorno de pánico que no se ha tratado de forma adecuada o mal diagnosticado, todo el tiempo viven con la creencia de que sufren una enfermedad mortal.

Para que el trastorno de pánico se diagnostique de manera adecuada, las crisis de pánico no deben ser causadas por los efectos fisiológicos de una sustancia o de cualquier otro trastorno médico, ni tampoco deben explicarse como episodios de ansiedad asociados a otros trastornos de tipo psicológico o psiquiátrico.

ANSIEDAD ANTICIPATORIA Y CÍRCULO VICIOSO DE LAS CRISIS DE PÁNICO

La aparición espontánea y frecuente de crisis de pánico, como lo vimos anteriormente, es la característica principal del trastorno de pánico, el cual generalmente se encuentra con periodos en los que no se presentan las crisis, pero sí se siente un temor persistente e intermitente, de intensidad variable, a sufrir nuevamente una crisis de pánico. A este temor a la presencia de nuevas crisis de pánico, es decir, el temor a sufrir una crisis de miedo intenso o pánico, se le llama **ansiedad anticipatoria**. En el 90 o 95% de los casos donde se da el trastorno de pánico, está acompañado de otro trastorno que se llama agorafobia y que, por lo general, la sola sensación de ansiedad anticipatoria, con todos los pensamientos negativos característicos, si se presenta de una forma intensa y persistente, es suficiente para que el trastorno de pánico genere la agorafobia, inclusive cuando no están presentes las sensaciones corporales características de las crisis.

En el momento en el que ya se ha diagnosticado el trastorno de pánico, la persona que lo padece comienza a realizar una cantidad de maniobras evitativas con el fin de protegerse a sí misma del enemigo-síntoma. Con el fin de buscar la calma a su angustia, a través de estas maniobras evitativas, en vez de lograr hacerse un bien, lo que consigue es acercarse más a la cronificación y empeoramiento de su padecimiento. Las excusas no son otra cosa que un medio que utiliza el trastorno para llevar a cabo una defensa destinada al fracaso. La persona que sufre de trastorno de pánico empieza a crear un arsenal de recursos-excusas. Y todo lo que se creía que serviría para menguar su malestar, esos recursos-excusas que usa como medio de protección, logran por el contrario incrementar en el corto plazo su trastorno. El individuo entonces incorpora a su modo de vivir la modalidad de esquivar y resistirse a un enemigo considerado como el máximo enemigo: "el miedo al miedo". En este momento, sin querer, ha decretado que el trastorno de pánico es una lucha desigual, donde la persona que lo padece sólo puede verse a sí misma como vencida y jamás como vencedora, porque cuando siente este temor ya es víctima del miedo. Al tener este pensamiento, su vida se ha vuelto un ejercicio de continua resistencia donde la felicidad ha dejado de tener su lugar. La persona se encuentra inmersa en una tensión constante en la cual sus pensamientos alimentan el "miedo al miedo". Sin embargo, de acuerdo a lo que sabemos, le podemos hacer conocer que esta es la mejor garantía para que los síntomas-enemigo lo tomen por sorpresa, y en cuestión de minutos logren desbaratar sus momentos de tranquilidad. Durante gran parte del día la persona que tiene un trastorno de pánico experimenta la sensación de que algo malo le va a suceder. Entonces vive su vida sumergida en una tensión agotadora que crece en el momento en que tiene que afrontar alguna situación muy estresante dentro de su clasificación de situaciones temidas y difíciles. La angustia empieza con mucha anterioridad al afrontamiento de la situación, lo que hace que el individuo viva al tiempo la situación y su miedo correspondiente de manera anticipada y con intranquilidad creciente al acontecimiento que está por suceder. Estos hechos generan sensaciones molestas, originadas en la gran tensión que acumula la persona y que experimenta a nivel físico. Entonces, el individuo empieza a observar en forma permanente cada una de sus sensaciones corporales, que pueden ser muchas, y su vida se convierte en algo peligroso.

Luego de experimentar una crisis de pánico parecida a la que hemos descrito, el sujeto queda en un estado de miedo a que se repita, y por ende, estará más alerta de lo normal a captar cualquier sensación interna parecida a las que identificó antes. Ese enfoque en la atención a las sensaciones internas aumentará la posibilidad de que las capte de la misma manera en la que percibe los latidos del corazón o cualquier otra situación interna, centrando su atención en ellas. Cuando la persona está prestando atención constante a estas sensaciones, está facilitando que se generen nuevas crisis, ya que cuando vuelve a captar las sensaciones temidas, tiende a repetir la interpretación catastrófica y entonces es cuando aparece el **círculo vicioso de las crisis**

de pánico. Esto pasa después de sufrir una o varias crisis de pánico, porque en la mente del sujeto ha quedado grabada la asociación entre las sensaciones y el desenlace catastrófico de las mismas: cada vez que esta persona nota la presencia de sensaciones temidas, con una determinada intensidad, inmediatamente va a creer que se encuentra ante un "peligro inminente" y la creencia de que se encuentra en peligro hará que se ponga en marcha el sistema de alarma del cuerpo, y la mente reaccionará como si se encontrase ante un peligro real. Cuando la persona cree que las sensaciones que está sintiendo en las crisis son peligrosas, dejará que esta creencia controle su comportamiento. En consecuencia, intentará por todos los medios evitar esas sensaciones y huir o escapar de ellas en el momento en que aparezcan (acudiendo al servicio de urgencias, tomando medicamentos, orando, volviendo a su casa, entre otros). Probablemente, se quede convencido de que de no haber sido por estos cuidados, le habría pasado lo que le atemorizaba. Pero como en realidad no se encontraba ante ningún peligro, todas estas maniobras dirigidas a evitarlo, sólo tendrán como resultado el salvaguardar las interpretaciones catastróficas falsas que lo ocasionaron y que son el motivo principal. O sea, que las conductas dirigidas a evitar el supuesto peligro, le impiden al sujeto identificar que las sensaciones temidas no le pueden ocasionar ningún daño.

Además, en la medida en que la persona crea que las sensaciones temidas son peligrosas, empezará a evitar actividades y situaciones en que piensa que puede experimentarlas, como viajar, hacer ejercicio e ir a grandes almacenes. Pero mientras más permita que las falsas creencias catastróficas gobiernen su vida, más fuertes se volverán esas creencias, y por tanto, el problema se hará más grave.

Las conductas dirigidas a evitar el supuesto peligro, es decir, a evitar las sensaciones, se clasifican en varios tipos:

- Evitar todo tipo de actividades que puedan dar lugar a las sensaciones temidas, por ejemplo, realizar ejercicio físico.
- Llevar a cabo conductas que van dirigidas a "ponerse a salvo"

cuando se inician los síntomas, como sentarse para no caerse cuando siente mareo o vértigo.

- Evitar situaciones en que el sujeto siente temor de las sensaciones, por ejemplo, visitar grandes almacenes.
- Enfrentarse a las situaciones temidas, pero estando acompañado de personas u objetos (botella de agua, bolso, teléfono celular, medicamentos) que le ayudarán a sentirte seguro.

En el momento en que se presentó la primera crisis de pánico, pudo ocurrir algo que influyó en que percibiera las sensaciones internas más fuertes de lo normal (por sentirse estresado o nervioso, por haber tomado alguna sustancia tóxica, entre otras). También pudieron presentarse circunstancias en las cuales hubiera la influencia para que apareciese la primera interpretación catastrófica de estas sensaciones internas que notó, y en que esta interpretación se mantuviera a lo largo del tiempo. Lo más probable es que este sujeto conoció a alguien, u oyó hablar de alguna persona que padeciera una enfermedad grave, cuyos síntomas se le hicieron similares a las sensaciones que notó cuando comenzó su primera crisis. Después de que se presentara esta primera crisis, que es una experiencia sumamente aterradora, el sujeto que la sufre puede quedar totalmente convencido de que padece una grave enfermedad, física o mental, cuyos síntomas se pueden volver a presentar en cualquier momento. Por lo tanto, este sujeto comienza a autoobservarse continuamente buscando cualquier señal interna. Esa observación hace que se detecte de forma más fácil alguna sensación temida, y en el momento en que la nota, se activa la creencia de que se encuentra en peligro, poniéndose en marcha el círculo vicioso que puede llevar nuevamente a una crisis de pánico.

Mucho más importante que las crisis de pánico (limitadas en ocasiones a unas pocas veces a la semana), es la ansiedad que despierta la previsión de tener que volver a lugares donde se han producido crisis de pánico. Tal ansiedad puede llegar incluso a provocar una nueva crisis de pánico.

- Aspectos implicados en la ansiedad anticipatoria:
- Sobreestimación de la probabilidad del hecho temido.
- Sobreestimación de la intensidad del hecho temido: anticipación catastrofista de las consecuencias de los síntomas.
- Infravaloración de los recursos para afrontarlo y de los factores protectores.

La ansiedad anticipatoria puede hacer que se presente el miedo a las reacciones somáticas, o a la activación fisiológica asociada a las crisis de pánico. Este miedo nace bajo las situaciones externas que nos producen temor, pero puede presentarse también en otras situaciones como consecuencia del calor, fatiga, falta de sueño, hambre, estrés, actividad energética, enfermedad, pensamientos perturbadores o algunos otros factores que causen esta activación fisiológica. Las crisis de pánico presentan posibles reacciones somáticas temidas, temblor en las piernas o poca fuerza, dolor o molestias o un nudo en el estómago, tensión, o la garganta, visión borrosa o deformada, debilidad, rigidez, tensión o dolor muscular y malestar intestinal. Se puede presentar un daño interesante, en el sentido de que las sensaciones experimentadas pueden presentar variaciones de acuerdo con la situación: por ejemplo, mareo al conducir, sensación de ahogo o atragantamiento en el momento de comer en un restaurante. Hay estudios que han encontrado diferencias en función de características étnicas y socioculturales. Por ejemplo, los latinoamericanos pueden sentir la sensación de calor en la cabeza, caída al suelo y pérdida de la memoria después de una crisis, en tanto que en Camboya, presentan síntomas como dolor de cuello y de cabeza.

Las cogniciones de que al experimentar las sensaciones somáticas características del pánico tendrán consecuencias dañinas o catastróficas de tipo físico (tumor cerebral, ataque al corazón, derrame cerebral, vómito, asfixia, atragantamiento, desmayo o muerte), mental (quedar paralizado, perder el control, intentar escapar, pensar de manera irracional, hacerle daño a alguien, volverse loco) o social (que los demás piensen que se está volviendo loco, que es raro, que es incompetente, que la gente lo mire mucho o se ría de la persona, gritar, balbucear o hablar de manera extraña, orinarse).

Por otra parte, además de todas estas consecuencias catastróficas, también coexiste la presencia de otro tipo de miedos. Por ejemplo, el miedo a desmayarse se puede deber a que la persona piensa que se va a dar un golpe muy grave, podrá caer en estado de coma y no recuperarse nunca, hará el ridículo y quedará expuesto a ser dañada por los demás.

TIPOS DE TRASTORNO DE PÁNICO

El trastorno de pánico se caracteriza por episodios de intensa ansiedad durante los cuales se experimenta sensaciones internas como mareo, opresión en el pecho, taquicardia, asfixia o sensación de irrealidad, las cuales se encuentran acompañadas de la convicción de que se está a punto de volverse loco, perder el control o morir. En algunas ocasiones se complica al presentarse acompañado de la agorafobia, que es el miedo a las situaciones en las que se cree pueden aparecer las sensaciones que nos producen miedo. El pánico, con o sin agorafobia, es un problema demasiado común, que frecuentemente adquiere un carácter crónico y discapacitante, debido a que no se recibe el tratamiento adecuado.

En estudios realizados por Sandin, et al. se encontró que un aspecto de gran importancia en relación con la gravedad del trastorno de pánico, hace referencia a la presencia o no de evitación agorafóbica. Según los autores, el trastorno de pánico con presencia de agorafobia, tiene características de más gravedad que aquel que se presenta sin ella. Ellos resaltan que resulta llamativo, cómo es que en la actualidad aún no esté claro por qué unos individuos que padecen trastorno de pánico desarrollen agorafobia, en tanto que otros no. Algunas hipótesis han llevado a pensar que el desarrollo de la agorafobia tendría más relación con expectativas de ansiedad social o con factores netamente sociales.

La evitación agorafóbica es considerada simplemente como la complicación que presentan las crisis de pánico inesperadas, sin embargo, y aunque en principio la conducta característica de la agorafobia tiene vínculos muy fuertes con las crisis de pánico, puede presentarse también de forma independiente a las mismas crisis. La evitación agorafóbica tiende a estar determinada por el grado en el que el individuo espera o piensa que le va a ocurrir otra crisis, más que por la cantidad total de crisis que ha sufrido en verdad, o la gravedad con la que se hayan presentado. Algunos pacientes que tienen las manifestaciones de evitación agorafóbica, también presentan otros comportamientos de evitación que se conocen como *evitación interoceptiva* o *evitación de sensaciones físicas internas.* La evitación interoceptiva es una forma de evitación de actividades, sustancias o situaciones que producen de manera natural las sensaciones somáticas similares a los síntomas de las crisis de pánico, como hiperventilación. En contraste, las actividades o situaciones que se relacionan con la evitación agorafóbica consisten más en estímulos condicionados que se preparan de forma filogenética. Por esta razón, la naturaleza tanto de la evitación agorafóbica, como de la evitación interoceptiva no parece ser la misma, llevando a pensar que la evitación interoceptiva no es una forma más sutil que la evitación agorafóbica. Estas conductas apartan al individuo de situaciones o actividades que pudieran producir la activación psicológica que se parece de una forma u otra a los comienzos de una crisis de pánico.

Trastorno de pánico sin agorafobia

El trastorno de pánico sin agorafobia no es muy común, afecta a cerca del 5% de los pacientes que padecen el trastorno de pánico. De acuerdo a los criterios del DSM IV (1994), un trastorno de pánico sin agorafobia presenta las siguientes características:

A. Se cumpla que:

(1) Presente crisis de pánico inesperadas y recidivantes.

(2) Al presentarse al menos una de las crisis ha manifestado uno (o más) de los siguientes síntomas durante un mes (o más):

a. Sentirse persistentemente inquieto ante la posibilidad de presentar una nueva crisis.

b. Preocupación por las consecuencias que traerá una nueva crisis de pánico, como por ejemplo, a sufrir un infarto, perder el control, o volverse loco.

c. Cambio significativo en el comportamiento con relación a la presencia de las crisis.

B. Ausencia de la agorafobia.

C. La crisis de pánico no es causada por los efectos fisiológicos directos de determinada sustancia (fármacos, alucinógenos) o una condición médica que ya estaba presente, por ejemplo, el hipertiroidismo.

D. Las crisis de pánico no pueden ser mejor explicadas por la presencia de otro tipo de trastorno de ansiedad, como fobias específicas, fobia social, trastorno de ansiedad generalizada, trastorno obsesivo compulsivo, trastorno de estrés postraumático o por la ansiedad por separación.

Trastorno de pánico con agorafobia

El trastorno de pánico con agorafobia se presenta en cerca del 90 o 95 % de individuos que padecen trastorno de pánico, por lo que éste es el tipo más común. Para esto, debemos analizar la importancia de señalar que después de presentarse la primera crisis de pánico, empiezan a presentarse otras crisis que no se ajustan a los criterios o patrones identificables en la primera. Al repetirse las crisis de pánico, ocasionan la "ansiedad anticipatoria" en el sujeto y ésta hace que empiecen a presentarse los casos de evitación fóbica de todas aquellas circunstancias en las cuales resultaría complicado encontrar una salida o una ayuda de confianza, en el caso de presentarse una nueva crisis de pánico, estableciéndose así la agorafobia.

Inmediatamente después de que la persona experimenta una crisis de pánico, en su cerebro se instala una asociación entre ciertas sensaciones y la evaluación de peligro, y seguidamente se activa el sistema de alarma o programa de pánico. Por esta razón, cada vez que el sujeto experimenta estas sensaciones, se produce de forma automática e instantánea la evaluación de peligro y la reacción de alarma.

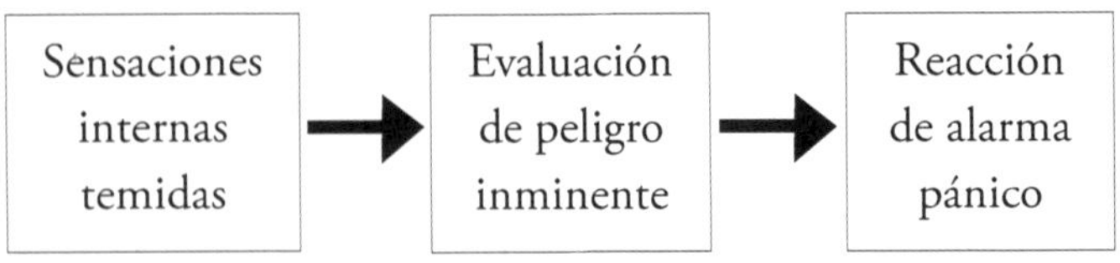

En algunas ocasiones, la asociación que se presenta entre las sensaciones internas y la evaluación de peligro inminente se agranda, presentándose también en determinadas situaciones externas, donde el sujeto empieza a sentir temor cuando realiza ciertas actividades (como hacer ejercicio) o asistir a ciertos lugares (como grandes almacenes), creyendo que si se expone a estas actividades o sitios, aparecerán las sensaciones temidas y se presentará nuevamente la crisis (que la cree peligrosa, erróneamente).

Es en este momento cuando el sujeto empieza a sentir la agorafobia que, como ya sabemos, es la evitación sistemática a estos lugares en los que experimentará las sensaciones temidas.

La persona que presenta este tipo de trastorno de pánico razona: "cuanto más seguro me encuentre y menos me exponga, es mucho más baja la posibilidad de tener un malestar o descomponerme". A causa de este tipo de razonamiento evitativo, el agorafóbico va restringiendo sus salidas, llegando en muchos casos a un trastorno severo, en el cual el individuo ni siquiera se siente en la capacidad de quedarse solo. De acuerdo a esto encontramos que la agorafobia podría ser:

1. *Leve:* En este caso el sujeto puede ejecutar prácticamente cualquier tipo de actividad si se encuentra acompañado, pero aun así, empieza a evitar determinados lugares o situaciones (generalmente, aquellos lugares o situaciones en las que con anterioridad sufrió una crisis de pánico), por ejemplo:

- Puede caminar en cercanías de su casa solo, viajar en transporte público solo, pero solamente si está en los alrededores de su barrio, si se tiene que dirigir a una distancia más lejana, entonces prefiere hacerlo acompañado.
- Puede realizar trámites en los bancos, colegios o entidades públicas.
- Tiende a evitar estar de pie en largas filas, pues estar más de 10

minutos para él significa peligro, y este corto tiempo puede representar una hora o más.

2. *Moderada:*

- Está en la capacidad de moverse únicamente dentro de un radio reducido y, para desplazarse lejos, así sea en cualquier medio de transporte, siempre es mejor hacerlo acompañado.

- No se siente en la capacidad de estar solo, llegando a tomar acciones para evitar regresar a su casa en el momento que sabe que allí no se encuentra nadie, quedándose, por ejemplo, en el consultorio médico.

3. *Severa:*

- Cuando se encuentra solo, no es capaz de realizar prácticamente ninguna actividad. Inclusive acompañado evita la mayoría de las cosas.

- En el momento en que el padecimiento se prolonga a través del tiempo, estos sujetos empiezan a presentar un marcado deterioro en las relaciones interpersonales en las áreas afectiva, social y económica, entre otras.

En muchas ocasiones el comienzo del trastorno de pánico con agorafobia coincide con la incidencia de factores desencadenantes (situaciones que generaron estrés) en el último año o año y medio anterior al momento en que se presentó la primera crisis de pánico. Éste suele seguir un curso crónico, donde se presentan de forma alterna temporadas tranquilas con temporadas de crisis. Algunos de los factores que influyen en la persistencia del trastorno son un alto nivel de excitación fisiológica, la atención selectiva y la búsqueda de seguridad. También se ha visto que los sujetos que presentan más miedo a morir que a enloquecer tienen la tendencia a un peor pronóstico. Los pacientes que tienen asociada la agorafobia pueden presentar dificultad en el desprendimiento y en muchos de los casos una forma de apego ambivalente. A consecuencia de esta situación, el individuo desarrollará un estado de ansiedad permanente, volviéndose muy aprensivo e hipocondriaco, y somatizando el asunto. En esta compleja interrelación entre las crisis de pánico recurrentes, la ansiedad permanente, la hipocondría y las somatizaciones, la persona desarrolla el trastorno de pánico con agorafobia. Por lo tanto, aparte de la sintomatología estrictamente fóbica, este trastorno va acompañado de una alta gama de síntomas que causan en la persona afectada un gran sufrimiento, inseguridad y muchas limitaciones funcionales para realizar las actividades de su vida diaria, generando en muchos de los pacientes un trastorno depresivo.

Aquellos que presentan la agorafobia tienen miedo a todas las situaciones que creen que les pueden traer las sensaciones somáticas de ansiedad o crisis de pánico, o en las que creen que pueden traer consecuencias catastróficas. Por ello, cuando se presenta un trastorno de pánico con agorafobia, se le conoce comúnmente como *miedo al miedo* y presenta los siguientes componentes:

- *Miedo a las sensaciones somáticas relacionadas con la crisis de pánico:* Este miedo se presenta en las situaciones externas a las que el individuo les siente miedo, pero también puede darse por otras sensaciones como calor, hambre, fatiga, estrés y muchos otros factores que produzcan la activación fisiológica. Estas posibles sensaciones son características de las crisis de pánico, visión borrosa, piernas con hormigueo o débiles, malestar estomacal, entre otras.
- *Cogniciones:* Es cuando el cerebro manda señales o nos ponemos a pensar en que las sensaciones somáticas de la ansiedad tendrán efectos dañinos o catastróficos para nuestro organismo de carácter físico, mental o social.

Las personas que padecen el trastorno creen firmemente en las consecuencias temidas en el momento en que se encuentran muy ansiosas, pero esta convicción suele bajar significativamente cuando ya se sienten más seguras. Es conveniente tener en cuenta que la gran mayoría de pacientes que presentan trastorno de pánico con agorafobia, tienen temor a las consecuencias que una crisis les pueda causar pero más específicamente a las de tipo mental o social, y no tanto a las de tipo físico. Por otro lado, algunas personas dicen que sólo temen a la ocurrencia de una crisis de pánico, sin identificar el resto de consecuencias nocivas adicionales a ésta. En el trastorno de pánico, y el miedo a las sensaciones, también existen diferencias culturales de importancia. Tal es el caso, para las personas asiáticas, que se centran en poner atención a los síntomas corporales, en tanto que los seguidores de la religión islámica, tendrán un mayor temor a lo que ocurra después de la muerte que a la muerte misma.

TERCERA PARTE

TRATAMIENTOS MÁS FRECUENTES

Los especialistas insisten en que, antes de empezar con un tratamiento para cualquier trastorno de ansiedad, primero hay que averiguar en sentido estricto si verdaderamente se debe a trastorno de ansiedad: o sea, hay que descartar que las crisis de ansiedad no sean a causa de trastornos psíquicos, como las psicosis, las depresiones o los trastornos de alimentación. Aunque, como vimos, en muchos casos estos trastornos se asocian a varios de los trastornos de ansiedad antes mencionados.

A continuación explicaremos más a fondo los principales tratamientos que se utilizan para aliviar los síntomas de los trastornos de ansiedad, incluidas las crisis de pánico.

FARMACOTERAPIA

Tanto las drogas psicoactivas suaves como los sedantes, en muchas ocasiones ayudan a los pacientes a superar crisis difíciles que han presentado en una o varias oportunidades, permitiéndoles llegar a cierto grado de relajación cuando se encuentran extremadamente nerviosas. Podemos decir que las drogas nos resultan útiles en ciertas circunstancias, sin embargo hay que indicar que los especialistas en muchos casos tienden a exagerar el papel de la bioquímica en el desarrollo de las sensaciones que llevan al pánico. En muchas ocasiones menosprecian el papel que puede llegar a desempeñar, por ejemplo, una buena nutrición en el sostenimiento interno del organismo y dan un sentido subjetivo al bienestar.

Teniendo en cuenta los diferentes cambios fisiológicos que hemos mostrado anteriormente, podemos afirmar que existe un desequilibrio químico en el cuerpo de una persona que está experimentando una crisis de pánico. A raíz de esto, podemos utilizar formas químicas de alivio temporales, como la tradicional copa de vino, que puede ayudar al equilibrio químico del cuerpo aplacando por corto tiempo los síntomas. Paralelo a este desequilibrio químico, la persona con trastorno de pánico, también presenta un desequilibrio psicológico y fisiológico permanente. Algunas pruebas han mostrado que los medicamentos utilizados para los trastornos de pánico son efectivos pero a corto plazo (probablemente unos meses) para manejar síntomas, pero no se consideran como un tratamiento eficaz a largo plazo. Se considera que es debido a que brindan un alivio sintomático a nivel fisiológico, pero no van más allá del porqué la persona que experimenta crisis de pánico, se siente amenazada.

En los últimos años se ha avanzado mucho en el conocimiento de las emociones, la química cerebral y las enfermedades mentales. Los investigadores ya han encontrado varios de los cambios en el cerebro relacionados con algunos trastornos sicológicos, y los desequilibrios que se presentan pueden ser tratados con varias clases de medicamentos, que traen tanto ventajas como desventajas, que a continuación presentamos:

Desventajas:

- *Adicción:* Muchos de estos medicamentos generan dependencia tanto física como mental, por lo que cuando se intenta suspenderlos es una tarea casi imposible y también peligrosa cuando no se hace de la manera correcta.
- *Efectos en el tiempo:* En este sentido, no hay suficiente información sobre los efectos que los medicamentos para el trastorno de pánico y los otros trastornos de ansiedad podrían traer en el largo plazo.
- *Filosofía:* En algunos casos, tanto los pacientes como los familiares no están de acuerdo con la idea de tomar medicamentos; esto es bueno, pero sólo hasta cierto punto.
- *Embarazo y lactancia:* En este periodo se restringen la mayor

cantidad de medicamentos, debido a los efectos adversos que puedan generar en el feto o el recién nacido, por lo tanto no es justificable correr este riesgo.

- *Otros efectos:* Gran parte de los medicamentos genera otras predisposiciones médicas, como son dolores de cabeza, mareos, disfunción eréctil o frigidez y molestias gastrointestinales, entre otras.

El paciente con trastorno de pánico debe analizar muy bien la opción de tomar medicamentos con su médico de cabecera, identificando cuál sería el más adecuado para su condición, es decir, un medicamento que trate su trastorno y le genere la menor cantidad de efectos secundarios.

Ventajas: Hay varias situaciones donde ya no queda más opción, o realmente es más prudente tratar el trastorno con medicamentos, tales como:

- *Comorbilidad:* En el caso en que cualquier trastorno de ansiedad no se presente solo, sino acompañado de depresión severa, en especial cuando vemos altas probabilidades de que el paciente esté pensando en el suicidio.
- *Crisis de pánico:* Entre los problemas de ansiedad que más desorganizan la vida, se encuentran las crisis de pánico, es por eso que en este caso un medicamento alivia los síntomas más rápido que un programa terapéutico o realizar cambios en el estilo de vida, evitando costosas visitas a los servicios de urgencias.
- *La ansiedad no disminuye:* En el caso de que la ansiedad sigue aumentando, a pesar de haber agotado todos los otros recursos de tratamiento.
- *Control rápido:* En el caso de que un problema de salud, por ejemplo la hipertensión, exija controlar rápidamente el estrés, el médico podría formular un medicamento que además de bajar la hipertensión también reduzca los síntomas de la ansiedad.
- *Evento traumático:* En el momento en que se presenta un even-

to traumático inesperado, un breve tratamiento con el medicamento adecuado es de mucha ayuda.

A pesar de que los medicamentos tienen la ventaja especial de los efectos inmediatos, hay que tener cuidado especial con ellos, y en el caso de los trastornos de ansiedad más aún, porque son fármacos que tienen grandes efectos en la vida psíquica de la persona. Además, los medicamentos tratan únicamente la sintomatología inmediata, sin tratar a largo plazo las causas profundas de éstos. De acuerdo a los componentes bioquímicos empleados en la farmacoterapia, los medicamentos para trastornos de ansiedad suelen dividirse en cuatro grupos, que mostramos a continuación:

Los antidepresivos tricíclicos o timolépticos

Fueron los primeros que se utilizaron para tratar los trastornos de ansiedad y tienen varios subgrupos que veremos en esta parte. La razón por la que los antidepresivos también se usan para combatir trastornos de ansiedad es porque generalmente se presentan juntas, pues según algunos investigadores son semejantes en algunos sustratos biológicos. Estos medicamentos actúan aumentando la disponibilidad del neurotransmisor norepinefrina en la sinapsis, empezándose a ver sus efectos de dos a doce semanas después del inicio del tratamiento. En ciertos casos, algunos pacientes muestran un incremento temporal en la ansiedad al tomar este tipo de medicamentos. Por ello, los médicos cuando inician un tratamiento para la ansiedad formulan dosis bajas que van aumentando poco a poco. Esto reduce los efectos secundarios y logra la adaptación del organismo.

Dentro de los antidepresivos tricíclicos más conocidos están el Tofranil, Elavil, Adapin Pamelor, Anafril y la Imipramina. Debido a que tiene un mecanismo de acción diferente de los demás medicamentos de este grupo, el Anafril se utiliza más que todo para el trastorno obsesivo compulsivo y el trastorno de pánico. En el caso de la Imipramina, se considera el primer fármaco utilizado específicamente para las crisis de pánico y la agorafobia, actuando en el cerebro sobre la serotonina, un importante neurotransmisor de efectos inhibidores. En la actualidad, la Imipramina sigue siendo el compuesto farmacológico más utilizado en el tratamiento del pánico, pero tiene efectos secundarios muy fuertes, como lo son somnolencia, crisis de hipotensión, episodios epilépticos y fracaso renal. Por esta razón, alrededor de un tercio de los pacientes que presentan pánico son incapaces de tolerar estos efectos, llevando a reemplazarlos con benzodiacepinas.

Un subgrupo de los antidepresivos que ha tenido gran auge en los últimos años, corresponde al de los ISRS (Inhibidores Selectivos de la Recaptación de la Serotonina), que elevan la concentración de serotonina en la sinapsis inhibiendo la recaptación de este crucial neurotransmisor por parte de las células nerviosas. Los ISRS se han convertido repentinamente en el tratamiento farmacológico de elección para el pánico. El más conocido es el Prozac, o "pastilla milagrosa". Este medicamento se ha utilizado desde el año 1988, siendo usado por más de diez millones de personas en el mundo. Este medicamento es esencialmente eficaz en casos de estrés, depresiones moderadas, estados de autoestima deficientes, trastorno obsesivo-compulsivo y trastorno de pánico. El Prozac es conocido porque parece transformar de tal modo la forma en que opera el cerebro neurofisiológicamente en el cuerpo logrando que los pacientes no presenten síntomas, con la sensación de sentirse "muy bien". Los sujetos que consumen Prozac sienten que pueden vivir su "auténtico yo", sin estar limitados por estados de ánimo negativos, inhibiciones o miedos. Pero esta euforia que se presentó por la "pastilla milagrosa" después de un tiempo ha traído cierta decepción. Según expertos, la eficacia del Prozac se ha sobrevalorado y no existen investigaciones de su resultado a largo plazo. Los laboratorios que venden antidepresivos para trastornos de ansiedad, insisten en que su efecto reductor es real, pero diversos estudios han mostrado que estos fármacos parecen ayudar más a personas que presentan un complejo depresión-ansiedad. El efecto de los antidepresivos se ve más en los casos de trastorno de pánico con agorafobia, trastorno obsesivo-compulsivo y fobia social. Cuando se reduce la depresión originada por la sintomatología característica de los trastornos de pánico, puede ser posible que la persona encuentre una salida más fácil a las sensaciones tras consumir una medicación para la depresión. Al estar deprimidos, los sujetos tienden a sentir que pierden el control de la situación y estar más vulnerables a presentar una crisis de pánico. Cuando se mejora el ánimo, es más fácil afrontar las situaciones que antes eran amenazantes. De tal manera, cuando los pacientes se valoran más a sí mismos teniendo una alta autoestima, hay menor probabilidad de caer en una nueva crisis.

Las benzodiacepinas

Se conocen comúnmente como tranquilizantes y empezaron a usarse hace más de cuarenta años. Se consideran ideales para combatir muchos de los trastornos de ansiedad, debido a que a diferencia de los antidepresivos, reducen los molestos síntomas con bastante rapidez (cerca de 15 a 20 minutos). Otra ventaja que presentan, consiste en que se pueden tomar de acuerdo a la necesidad: por ejemplo, en el momento de actuar ante una situación particularmente estresante o inclusive cuando nos enfrentamos a una situación fóbica, como tener una entrevista de trabajo, o hablar ante un gran público. Aparte de esto, los efectos secundarios que presentan suelen ser mucho menores que los que traen los antidepresivos.

Por un tiempo relativo de veinte años, las benzodiacepinas se consideraban más seguras que los barbitúricos y presentaban menos riesgo de sobredosis, convirtiéndose rápidamente en el tratamiento por excelencia para los trastornos de ansiedad. Tal parece que las benzodiacepinas aumentan la disponibilidad de una sustancia en el cerebro que inhibe la excitabilidad de las células nerviosas.

Pero como nada es perfecto, las benzodiacepinas también presentan algunas desventajas: pueden producir dependencia y adicción, y así, como pasa con la mayoría de las adicciones, cuando se decide retirarlas es sumamente difícil, inclusive peligroso. Sin embargo, después de suspender su uso, la ansiedad vuelve, y en muchos casos, mucho más fuerte que antes de empezar a usar el medicamento. En los adultos mayores, las benzodiacepinas se asocian a un alto riesgo de caídas, lo que generalmente desemboca en una fractura de cadera. Al combinarse con alcohol, las benzodiacepinas hacen más propensos a los pacientes a sufrir accidentes de tránsito. No suelen ser aconsejables en personas con antecedentes de adicción a sustancias, pues pueden generar una alta dependencia; otros efectos secundarios son mareos, somnolencia y agitación.

Dentro de los principios activos más comunes en el mercado se encuentran Diazepam, Alprazolam, Halazepam, Clotiazepam, Cloracepato, Bromazepam, Lorazepam y Ketazolam. La forma en que actúan estos medicamentos es produciendo sedación mediante su combinación con otras sustancias presentes en nuestro cerebro. La duración e intensidad del efecto de sedación va a depender del tipo de benzodiacepina administrada y de la dosis. La sedación puede ser de dos formas, una ligera reducción de la ansiedad o la inducción total del sueño. La duración también oscilará de unas pocas horas hasta un periodo de 24 horas aproximadamente. El médico es quien decide cuánto medicamento debe tomar, haciendo una reducción de éste tan pronto disminuyan los síntomas de ansiedad. Un indicio de que estamos tomando más dosis de la necesaria es que empecemos a sentirnos adormilados más frecuentemente de lo normal, o con reflejos muy torpes.

Hablando de la eficacia práctica del medicamento, podemos decir, que si queremos superar la ansiedad de forma definitiva, estos medicamentos pueden ayudar, siempre y cuando se hagan en conjunto con terapia psicológica. La explicación se basa en que estos medicamentos producen una relajación artificial, la cual dura únicamente mientras hayan restos del medicamento en nuestro cerebro. Por lo tanto, como no se cambia nuestra capacidad para hacer frente a las situaciones, sensaciones, pensamientos catastróficos y en total al pánico, cuando dejamos de tomar el medicamento podemos sufrir una recaída en el trastorno de pánico. Si se tomara toda la vida la medicación tampoco funcionaría, pues está comprobado que con el pasar de los años el organismo se acostumbra, no sólo a las benzodiacepinas sino también a todo tipo de medicamentos de origen farmacológico, retornando finalmente las crisis de pánico. Las benzodiacepinas nunca deben abandonarse bruscamente, pues el síndrome de abstinencia sería muy grave (en algunos casos, mortal) si no se recibiera atención médica.

En el caso del pánico, estos medicamentos resultan muy útiles pues sus efectos secundarios son leves, pero la dependencia que desarrollan los pacientes hace que a menudo se presenten nuevas crisis de pánico, en los periodos en los que se disminuye la dosis de medicamento.

Los neurolépticos

Dentro de éstos encontramos a la Clorpromacina, el Haloperidol y la Flufenacina, los cuales se utilizan principalmente en trastornos psicóticos o esquizofrénicos, y también para el tratamiento de varios trastornos de ansiedad, porque además de su efecto inhibidor, no generan adicción como sí lo hacen las benzodiacepinas. Pero aun así, pueden ocasionar horribles efectos secundarios como desorientación, mareo, pérdida de la motricidad, episodios epilépticos, fotofobia, crisis de hipotensión, disquinesias en la gesticulación y atonía facial.

Los bloqueadores beta

Actúan principalmente sobre los síntomas característicos de la ansiedad, mas no inhiben el trastorno como tal. Al sufrir alguno de los trastornos de ansiedad, en muchas ocasiones se eleva la presión arterial, por lo que es lógico que algunos tratamientos utilizados para la hipertensión sirvan también para tratar los síntomas de los diferentes trastornos de ansiedad. Dentro de éstos se encuentran los llamados bloqueadores beta, que actúan bloqueando los efectos de la norepinefina, controlando gran parte de los síntomas físicos de la ansiedad, como la taquicardia, oleadas de calor, temblores y rubor. Respecto al tratamiento de los trastornos de ansiedad, los bloqueadores beta se usan principalmente para las fobias específicas, la ansiedad social y la ansiedad de desempeño. Algunos efectos secundarios son: cefaleas, trastorno del sueño y cansancio.

El tratamiento farmacológico o farmacoterapia debe reservarse cuando los casos de trastornos de ansiedad sean realmente muy graves. Y deben usarse siempre bajo recomendación médica. Los medicamentos para la ansiedad pueden ser útiles para algunos pacientes, sobre todo cuando están presentando crisis de pánico muy seguidas y los antidepresivos sirven cuando la ansiedad va acompañada de depresión. Pero sin embargo, los medicamentos farmacológicos no son la solución definitiva a los trastornos de ansiedad.

MEDICINA NATURAL Y TERAPIAS ALTERNATIVAS

Como se mencionó antes, en muchas ocasiones al presentar un trastorno de ansiedad, los pacientes o sus familiares no siempre quieren recurrir a medicamentos, por lo que se van por otras alternativas. Hay muchos remedios que no son farmacológicos y que se consideran seguros para combatir los trastornos de ansiedad, como vitaminas, suplementos, hierbas naturales o tés. Algunos de éstos funcionan inmediatamente, en tanto que otros toman un tiempo más largo. Muchas tiendas naturistas venden estos suplementos bajo distintas presentaciones como cápsulas, polvos, tabletas, infusiones, líquidos y gránulos. El pensar común es que los suplementos ayudan a fortalecer el sistema inmunológico, mejoran la calidad del sueño, fortalecen los huesos, mejoran la calidad de las relaciones sexuales, curan el cáncer, y funcionan en tratamientos de ansiedad. Generalmente la gente usa los suplementos dietarios porque piensa que los efectos secundarios son más bajos que con los medicamentos de síntesis química, pero no siempre es verdad. Un problema con este tipo de suplementos, es que en muchos casos las personas que recomiendan o recetan estos productos casi siempre son vendedores que desconocen el tema. Por fortuna, gran cantidad de especialistas en salud sí los han estudiado y los conocen a fondo, y se pueden consultar en el caso de alguna duda. También describiremos otros métodos alternativos a los medicamentos de síntesis química y a los medicamentos naturales. A continuación los más comunes:

Kava Kava

A esta planta se le atribuyen desde hace muchos años propiedades curativas, es originaria de las islas del Pacífico sur, donde sus nativos desde tiempos ancestrales la consumían por placer y por considerarla buena para la cura de la sífilis, la gonorrea y la obesidad, esto sin ser comprobado científicamente. También la tomaban por su efecto relajante y para luchar contra el insomnio y la ansiedad. En el caso específico de los trastornos de ansiedad, desde hace años su uso se ha extendido por toda Europa. Se cree que actúa sobre el sistema nervioso central, particularmente sobre el sistema límbico, que es el encargado de regular las emociones. En estudios hechos para comprobar la eficacia de la planta Kava Kava, inicialmente aprobaron lo visto por los nativos para reducir el insomnio y la ansiedad, trayendo resultados favorables en comparación con medicamentos para la ansiedad que necesitan de una fórmula médica.

Manzanilla

Cuando se sufre una crisis de pánico, se cree que una taza de té de manzanilla podría ayudar a lograr la calma, pues varios de los compuestos presentes en esta hierba se relacionan con los mismos receptores cerebrales presentes en medicamentos como el Valium, de la familia de los antidepresivos. En un estudio que se realizó en la Universidad de Pennsylvania para pacientes que tenían un trastorno de ansiedad generalizada, y que tomaron infusiones de manzanilla durante ocho semanas, en comparación con otros que tomaron un placebo, mostró una reducción significativa de los síntomas asociados a la ansiedad.

Lúpulo

Se utiliza como sedante, para promover el sueño por medio de aromaterapia, debido a que dentro de sus componentes se encuentra un aceite volátil que se obtiene de los extractos y tinturas, y que se usa como calmante.

Valeriana

Es una planta nativa de Europa y Asia, que se utiliza como sedante. El origen de la palabra viene de un vocablo latino que significa bienestar. Tiene múltiples usos, entre ellos, para contrarrestar malestares digestivos, insomnio y ansiedad. Incluso en Alemania el gobierno ha autorizado su consumo como tratamiento para problemas de sueño. Como muchas de estas hierbas, su uso se ha extendido por Europa y ya está llegando a América. De acuerdo a los resultados de varias investigaciones en las cuales se utilizaron placebos, se comprobó el poder de la valeriana para trastornos de sueño, y también comparándose con un medicamento comercial de síntesis química para inducir el sueño (Oxacepam), donde se vio que la valeriana tenía los mismos resultados. Por otro lado, los estudios en el tratamiento de la ansiedad son mucho menores que los hechos para el tratamiento del insomnio.

Pasiflora

En Alemania, el gobierno ha aprobado el uso de esta flor para tratar las crisis de pánico. Varios estudios demuestran que esta planta puede reducir los síntomas característicos del trastorno de pánico de una forma tan eficiente como los medicamentos farmacológicos. Igualmente, también se utiliza para reducir el insomnio, pues tiene características sedantes como las otras hierbas. En el caso de la pasiflora, no es recomendable usarla por más de un mes por su alto efecto sedante, pues causaría problemas en las tareas cotidianas.

Lavanda

El aroma de esta planta sirve como tranquilizante. Se han hecho varios estudios: en uno se encontró que al perfumar la sala de espera de un consultorio odontológico, los pacientes entraban más relajados a su consulta, otro mostró en estudiantes que tenían un examen y eran expuestos al aroma de lavanda antes de entrar se sentían con menos ansiedad. En Alemania se hizo un estudio más completo donde se proporcionó una píldora de lavanda a pacientes con trastorno de ansiedad generalizada, logrando los mismos efectos como si hubiera sido medicado con Lorazepam.

Vitaminas

El organismo requiere de vitaminas para su buen funcionamiento. En algunas investigaciones se ha encontrado la relación entre algunos trastornos de ansiedad con deficiencias de vitaminas en los pacientes. En los casos en que la deficiencia es severa, las crisis de pánico que se presentan suelen ser más intensas. Debido a estos estudios, muchos especialistas hacen la recomendación de tomar un buen suplemento multivitamínico. Se debe tener en cuenta el conseguir uno que contenga todas las vitaminas del complejo B, en especial las vitaminas B1, B2, B6 y B12. Los especialistas recomiendan también consumir buena cantidad de vitaminas C y E. En otras investigaciones, se vio que las bajas concentraciones de selenio están asociadas con la ansiedad y la depresión. Inclusive, algunos especialistas están de acuerdo en que también el calcio tiene efectos calmantes y que al ser combinado con el magnesio, tiene efectos interesantes en la reducción de síntomas de ansiedad. Por esto, debemos preguntarnos si el consumo de multivitamínicos ayudaría a curar la ansiedad; probablemente no, pero sí ayuda al organismo a manejar el estrés que trae consigo los trastornos de ansiedad. Sin embargo, es bueno recomendar no excederse, porque igual en dosis demasiado altas las vitaminas pueden tener efectos tóxicos, y perjudicar otros aspectos de nuestra salud.

Té verde

Muchas investigaciones han llegado a la conclusión de que el té verde ayuda a controlar la frecuencia cardiaca y la presión arterial, en consecuencia, también ayuda a reducir estos síntomas cuando se presentan las crisis de pánico, viéndose en algunos estudios que también reduce la ansiedad. Un experimento mostró que sujetos que estaban teniendo algún trastorno de ansiedad, lograron sentirse más tranquilos y relajados al consumir diariamente 200 miligramos de té verde.

Omega 3

Como es sabido, el omega 3 es muy bueno para el buen funcionamiento del corazón, pero en algunos casos también puede ayudarnos contra la ansiedad. Un estudio realizado con estudiantes que tomaron 2.5 miligramos de omega 3 durante dos semanas, se encontraron más tranquilos ante la presentación de un examen, en comparación que los estudiantes a los que se les dio el placebo. El omega 3 lo podemos conseguir de forma natural en pescados de alta calidad como el salmón, las anchoas y las sardinas, siendo más recomendado que los que encontramos en la presentación de cápsulas, pues en muchos casos se reemplazan por otro tipo de aceites, sin que notemos la diferencia.

Ejercicio

El ejercicio reduce la ansiedad debido a que es bueno y seguro para el cerebro, siendo el antídoto más poderoso para contrarrestar los efectos de la ansiedad y la depresión tanto en el corto como en el largo plazo. Cuando el paciente hace ejercicio de forma regular, su autoestima aumenta y se siente más saludable. También porque uno de los principales pensamientos catastróficos que generan ansiedad consiste en la preocupación acerca de la enfermedad, la cual se desvanece en el momento en el que nos encontramos en forma. Entre más tiempo le dediquemos a actividades como caminar, trotar, nadar, jugar tenis, hacer las labores del hogar, e incluso el subir y bajar escaleras, nos sentiremos menos ansiosos. A lo largo del tiempo, el ejercicio hará que nos sintamos con más confianza en nosotros mismos, logrando cambiar los pensamientos negativos por positivos. El ejercicio disminuye la ansiedad de varias formas:

- Libera al organismo del exceso de adrenalina, la hormona encargada de un papel importantísimo en los trastornos de ansiedad, la activación fisiológica de la ansiedad.
- Aumenta la producción de endorfinas, esto hace que nuestro organismo disminuya la sensación de dolor, y aumenten las sensaciones de bienestar.
- Y por último, libera tanto la tensión muscular como las frustraciones.

Acupuntura

En el estudio de la medicina tradicional china, se tiene como base que las enfermedades físicas y psíquicas se dan como resultado de un trastorno en el equilibrio (fluido) energético. La práctica de la acupuntura, entonces, hace que los circuitos energéticos que se encuentran alterados vuelvan a fluir y se estabilicen. Es así como la aguja de acupuntura puede servir para el tratamiento de las tensiones y las crisis de pánico. Pero hasta el momento, no existen investigaciones que den claridad a estas hipótesis. Por lo general, pacientes que he atendido y han indicado haber asistido a sesiones de acupuntura señalan por lo general sentir cambios pero no la eliminación de las crisis.

Terapia con animales

En estudios hechos con animales, se ha mostrado que son una terapia eficaz para los trastornos de ansiedad. A grandes rasgos, esto parecería algo extraño, pero se convierte en una hipótesis válida al analizarse en más profundidad. Tanto los médicos generales como los psicólogos, psicoterapeutas y psiquiatras, han observado la reacción tan positiva que genera en sus pacientes el contacto con los animales. Cuando un niño agresivo o por el contrario, miedoso, entra en contacto con animales, es capaz de reducir radicalmente su estrés o sus preocupaciones gracias a su nueva mascota, siendo una experiencia agradable para el niño y una solución al problema para los angustiados padres. En una investigación hecha por la Universidad de Bonn, algunos individuos que tenían un animal doméstico, comentaron que en su amigo habían encontrado un enorme apoyo a la hora de encontrarse ante una situación difícil, o cuando empezaron a sentir las sensaciones que los llevarían a la crisis de pánico. Bajo estas mismas circunstancias, el grupo de control, que no contaba con mascota, reaccionó de manera negativa, llevándolos a depresión, trastorno de ansiedad, hasta el punto de usar medicamentos. Además de tener una amplia influencia en la salud mental, los animales también influyen en la salud física, encontrándose que personas mayores que conviven con animales domésticos se encuentran más sanos (necesitando mucha menos ayuda médica), que aquellos que no los tienen.

TRATAMIENTOS PSICOTERAPÉUTICOS MÁS RECURRENTES

Los trastornos de ansiedad pueden ser tratados de una manera muy eficiente bajo el esquema de tratamiento de psicoterapia. Los hallazgos más recientes muestran que el tratamiento terapéutico ha sido muy útil y ha dado la posibilidad de obtener un alivio duradero en cerca de un 65 a un 90% de los pacientes con trastornos de pánico. Entre estos tratamientos, el más eficiente es la terapia cognitiva-conductual. El problema se traduce en que la mayoría de estos tratamientos consiguen alivio, pero no la extinción total de la sintomatología, o bien es extinguida por un período de tiempo pero ésta posteriormente reaparece. Es así como la terapia cognitivo-conductual resulta muy eficaz en el aprendizaje de qué hacer cuando el ataque de pánico se comienza a manifestar, de modo de contenerlo y manejarlo. A continuación, expondremos también el modelo del psicoanálisis freudiano, el cognitivo focal y los ejercicios de imaginación y anticipación del pánico, siendo éstos los tratamientos terapéuticos que han mostrado mayores aportes hasta ahora en el enfrentamiento a un trastorno de pánico. Pero también hay que decir que existen otros modelos terapéuticos como las terapias familiares, el psicodrama, las humanístico-conversacionales, la gestáltica o métodos corporales como la bioenergética, que también ayudan en otros tipos de trastorno de ansiedad.

El psicoanálisis

Considerado la psicoterapia clásica para tratar los trastornos de ansiedad, fue fundado por Sigmund Freud. De acuerdo al psicoanálisis, el "yo" es una "casa del miedo", en el momento que las señales de miedo del mundo exterior (miedo real), los impulsos del "ello" (miedo neurótico) y las intimidaciones del "súper yo" (remordimientos) le proveen de sensaciones propias de miedo, el yo trata de neutralizarlas a través de diferentes mecanismos de represión. Entonces, al no tratarse los episodios traumáticos de ansiedad que vienen de la niñez o la adolescencia, pueden llegar a manifestarse en la adultez como ansiedad, agorafobia o crisis de pánico. Este punto es coincidente con las experiencias de pacientes que más adelante propongo en el nuevo modelo terapéutico más adelante. Cuando se emplea la terapia de psicoanálisis, la cual puede tardar años, se trata de liberar y erradicar el conflicto psicológico de estos miedos neuróticos a través del principio del recuerdo, la repetición y la elaboración con base en la interpretación de los sueños o las asociaciones libres. A pesar de lo interesante que resulta el modelo teórico, llevarlo a la práctica es lento y de resultados inciertos, por lo que hace que este tipo de psicoterapia se haga poco eficiente en el siglo XXI.

Terapia cognitivo-conductual

El tratamiento terapéutico más estudiado corresponde a la terapia cognitivo-conductual. Esta terapia se basa en una serie de técnicas y estrategias que tratan de mejorar la signo-sintomatología en el caso del trastorno de pánico, dentro de las cuales están: reentrenamiento respiratorio, psicoeducación, control constante de la sensación de pánico, reestructuración cognitiva basada en la corrección de la interpretación catastrófica errónea que dio lugar a las sensaciones corporales; exposición a las situaciones de miedo. En el caso de la agorafobia, el tratamiento principal consiste en la desensibilización sistemática, durante la cual el paciente se expone de forma gradual y sistemática a los objetos o situaciones que son la causa del pánico.

Dentro del esquema de terapia cognitivo-conductuales, se suelen agrupar, en la actualidad, todos los métodos de terapia que usan en conjunto estos modelos y que anteriormente se acomodaban por separado. En investigaciones científicas donde se compararon los modelos cognitivos comportamentales con otros tratamientos terapéuticos utilizados en el trastorno de ansiedad, se encontró que éstos son más eficaces. Por una parte, en lo que concierne al tiempo de recuperación, y por otra al éxito que se da debido al mínimo porcentaje de recaídas. Este tipo de tratamiento está caracterizado inicialmente por estar enfocado, es decir, orientado a resolver un tema específico. En la primera etapa estos tratamientos van directamente a tratar la sintomatología y en la segunda etapa, hacen énfasis en los desencadenantes del trastorno, en la personalidad del individuo con sus patrones de comportamientos específicos y sistemas de creencias y modelos familiares que fueron de crucial importancia para el desarrollo del trastorno. En este tipo de terapias se trabaja de forma intensa principalmente en dos áreas: a) comportamental (conductas) y b) cognitivas (ideas). Pero esto necesariamente no indica que son dos áreas distintas e incomunicadas, sino que son campos de acción terapéutica. Al transcurrir la tarea de recuperación, éstas dos se complementan. En relación al trastorno de pánico con agorafobia se puede decir:

a) *Comportamental:* En este caso se parte del hecho de que en un trastorno de pánico con o sin agorafobia hay una serie de situaciones en la vida cotidiana que se han salido de control. Esto es lo que representa el trastorno como tal: síntomas físicos y evitaciones de la movilidad y/ otras actividades que realizaba cotidianamente y ha tenido que abandonarlas. El lado comportamental de la terapia tiene como objetivo actuar con una serie de conductas organizadas, para establecer un sistema de acciones que haga más fácil desenvolverse adecuadamente en el diario vivir. Algunas de las técnicas específicas que se utilizan son los registros, tareas de exposición y registro de refuerzo y logros obtenidos.

b) Cognitiva: Este lado del tratamiento está en capacidad de abordar una gran cantidad de cuestiones psicológicas que intervienen en la aparición del trastorno. Se enfoca principalmente en reconocer, por medio de la estimulación de la capacidad de discriminación del paciente, lo relativo a: 1. Pensamientos catastróficos o esquemas disfuncionales o distorsionados, y 2. Malos procesamientos de la información que hace sobre la experiencia diaria. Estos sistemas de pensamiento que tiene el paciente sobre sí mismo, sobre el mundo y sobre los demás, componen un sistema de creencias negativo. Entonces este sistema debe ser revisado profundamente para volverlo a construir de una manera más adecuada, logrando así su bienestar. Esto compromete: 1. Volver a organizar el procesamiento de la experiencia. 2. Encontrar otras formas de pensamiento. 3. Encontrar significados nuevos. 4. Cambiar el funcionamiento personal.

La terapia cognitiva-comportamental combina las técnicas de ambos campos terapéuticos, dando como resultado el enriquecimiento y aceleramiento de tiempos y logros en favor de una recuperación exitosa.

En estudios recientes se ha presentado que las técnicas integradoras del modelo cognitivo-conductual son supuestamente la panacea en terapias contra la ansiedad, mostrando los análisis su eficacia hasta del noventa por ciento de éxito. La mayoría de los modelos terapéuticos cognitivos están de acuerdo, en relación con los trastornos de ansiedad, en que los sentimientos apremian, siendo éstos influidos por los pensamientos, considerando que los pacientes con trastornos depresivos o de ansiedad tienden a presentar un pensamiento irracional, que está altamente ligado a la historia de vida del paciente. En tanto que las que se enfocan en la parte conductual, definen el trastorno de ansiedad desde la perspectiva de que el pensamiento principal es el miedo y la represión del miedo, las cuales han sido adquiridas (o condicionadas), por lo que se supone que así como se aprendieron, también se pueden olvidar.

En el caso de los trastornos de pánico con agorafobia, los tratamientos cognitivo-conductuales generalmente incluyen información correctora, reestructuración cognitiva, ejercicios para el manejo de la ansiedad como el de la respiración diafragmática y la relajación (la cual ha sido un tema de controversia en cuanto a su eficacia), la exposición interoceptiva y la exposición a situaciones externas. Dentro de todas éstas, la técnica más eficaz es la de la *reestructuración cognitiva focalizada* (de las interpretaciones erróneas catastróficas de las sensaciones internas) y la *exposición a los estímulos temidos* (sensaciones internas que producen temor y situaciones o actividades en las que se siente el temor de que nuevamente vuelvan a aparecer dichas sensaciones). Al revisarse los protocolos de tratamiento usados para medir los resultados del trastorno de pánico, se encontró que la mayoría se enfocó en *la reestructuración cognitiva focalizada y la exposición*, siendo ambas técnicas las más eficientes en el tratamiento. En el acercamiento *cognitivo focal*, se utilizan diversas técnicas con las cuales se cambian las suposiciones erróneas y las interpretaciones catastróficas de las sensaciones corporales.

El acercamiento *conductual* del tratamiento del trastorno de pánico con agorafobia, se basa en la exposición a las sensaciones internas temidas y a las situaciones que dan lugar a la agorafobia, para dar paso a la exposición a estímulos interoceptivos dentro de los cuales los más usados son la hiperventilación, con otros ejercicios que provocan las sensaciones internas temidas. Generalmente, esta exposición se lleva a cabo de forma gradual, manteniendo la exposición a cada estímulo o la situación que estimula, consiguiendo llegar a la reducción de la ansiedad. Suponiendo que, cuando practicamos este tipo de terapia, se utiliza más la exposición que en la del modelo cognitivo.

Los cambios permanentes en la cura del trastorno de pánico se encuentran ampliamente vinculados a la desaparición de la tendencia a evaluar de manera catastrófica las sensaciones internas. Pero el cambio cognitivo es producido de igual manera a través de la terapia de exposición, sin que se cuestionen directamente las suposiciones erróneas del paciente.

Terapia cognitiva focal

Para el trastorno de pánico, uno de los tratamientos que más ha resultado eficaz y en el cual se han hecho investigaciones mucho más exhaustivas, es el que se denomina *terapia cognitiva focal*, que se diferencia de otros modelos cognitivo-conductuales en que da más primacía a lo cognitivo. Esta terapia está enfocada en el modelo cognitivo del pánico que resumiremos a continuación:

Modelo cognitivo del pánico: Dentro de éste se tiene en cuenta que las emociones no son resultado de la situación como tal, sino de la forma en la que la evaluamos, o sea, de lo que pensamos sobre ella. La ansiedad está asociada con pensamientos de peligro o de amenaza percatada, se considere real o no. Por esta razón, si un sujeto supone, por ejemplo, que está casi a punto de morir debido a un ataque al corazón, reaccionará experimentando el mismo temor que si esta situación fuera cierta. Las crisis de pánico son el resultado de la malinterpretación de sensaciones interoceptivas, que funcionan como señal de que va a ocurrir una catástrofe inminente (perder el control, volverse loco o morir en el peor de los casos). Al tener esta interpretación catastrófica, logramos que aumente la ansiedad, la cual a su vez incrementará las sensaciones interoceptivas temidas, debido a que son sensaciones ligadas a la ansiedad. Es así como se desencadena un círculo vicioso que trae como consecuencia las crisis de pánico. Los pacientes que sufren crisis de pánico repetidamente, las experimentan debido a que han desarrollado una tendencia estable a interpretar de manera errónea las sensaciones corporales benignas como señales de una catástrofe mental o física inminente. Por ejemplo, las palpitaciones se pueden interpretar como evidencia de que se está a punto de sufrir un ataque cardiaco. Por esta razón, la terapia consiste en una serie de tácticas dirigidas a que el paciente aprenda a identificar de forma correcta estas sensaciones, superando así tanto su tendencia a hacer interpretaciones catastróficas como las alteraciones conductuales y emocionales que provienen de ellas.

La terapia cognitiva focal se lleva a cabo de la siguiente manera:

Representación del problema del pánico: círculo vicioso adaptado a cada paciente. Se le preguntará al paciente por un episodio cercano de pánico (el más reciente o el más fuerte), y se le pide que haga una descripción, paso a paso, de cómo se desarrolló. De esta forma, si lo primero de lo que se dio cuenta el paciente fue de una sensación física, la siguiente pregunta hará énfasis en la manera como la interpretó. Al identificarse un pensamiento o imagen catastrófica, se le formulan nuevamente preguntas sobre cómo fue la ansiedad que sufrió. Después de definir cuál fue "el círculo vicioso" de este paciente, se hace un resumen verbal y se le explica por medio de un papel o una pizarra, subrayándose la lógica interna del pánico como algo inofensivo y "normal".

Discusión acerca de las interpretaciones catastróficas: Se parte de la suposición de que si la persona está haciendo interpretaciones catastróficas, es porque tiene "evidencias" que encuentra lógicas. Estas evidencias están basadas en: 1) experiencias del pasado, por ejemplo, si un familiar tuvo un infarto con síntomas similares. 2) Creencias erradas, por ejemplo, "si no logro controlar mis pensamientos, enloqueceré". 3) Dependiendo de la intensidad o de la naturaleza de las sensaciones físicas, por ejemplo, "me siento mareado", "me puedo desmayar", etc. La discusión se caracteriza por la ayuda que se brinda al paciente, para que pueda identificar y evaluar estas evidencias, llevándolo a considerar otras explicaciones diferentes. Se lleva a cabo en el transcurso de toda la terapia, luego se le solicita que registre en un cuaderno todos los pensamientos catastróficos, después de esto se le enseña cómo cuestionarlos a través de los procedimientos estándar que se utilizan en la terapia cognitiva, poniendo un interés especial en los ensayos hechos de manera conductual, con el fin de ponerlos a prueba.

Experimentos conductuales en los cuales se pondrán a prueba sus pensamientos catastróficos: Dentro de estos experimentos, el más utilizado ha sido el de la hiperventilación, la cual en muchas ocasiones juega un papel principal en los trastornos del pánico, cuando el paciente interpreta de forma errónea los síntomas asociados a ella. En el experimento que se realiza con hiperventilación, se le pide al paciente que simule la respiración que tiene en los momentos del pánico, o se le indica la forma en que debe respirar (aspirando más aire y respirando más rápido de lo que habitualmente lo hace). Se le pide que continúe respirando de esta manera por unos minutos. Enseguida se le pregunta cuáles fueron las sensaciones físicas que experimentó. De este modo se reproducen las sensaciones de pánico en más del 50% de los pacientes. En esta demostración del uso de la hiperventilación, se ha mostrado su eficiencia. Después, se hace una discusión sobre en qué medida esta experiencia de hiperventilación deliberada es igual o diferente a la que ocurre cuando se experimenta el pánico. Generalmente los hallazgos muestran que las sensaciones físicas son parecidas, pero que no les ocasionan miedo ni ansiedad porque las interpretan de una forma totalmente distinta (no catastrófica). A través de preguntas se les hace ver cómo este hecho encaja con la hipótesis cognitiva del pánico.

Erradicar aquellas conductas de búsqueda de seguridad: Dentro de estas conductas podemos citar como ejemplo a la evitación de situaciones agorafóbicas, es decir, evitar actividades que puedan llegar a causar las sensaciones temidas (Ej., el ejercicio físico), y las conductas que se llevan a cabo para colocarse "a salvo" una vez empiezan los síntomas (Ej., caminar sosteniéndose de la pared para "no caerse" al sentir la sensación de mareo). Estas conductas (dirigidas a experimentar sensaciones catastróficas) ayudan a mantener estas creencias distorsionadas, siendo las responsables del pánico y la agorafobia. Se le solicita al paciente que describa cuáles son sus temores de lo que pueda ocurrir si dejan de llevarlas a cabo; ej., si se exponen a las sensaciones temidas. Después se les hace comprobar que en realidad estaban exagerando en sus suposiciones, tanto en el grado de ansiedad experimentada como en los resultados catastróficos que creían que iban a pasar. De este modo, se van dando cuenta de que estas catástrofes que tanto temían no se están cumpliendo. A través de estos ejercicios, se integran las técnicas cognitivas con los pequeños experimentos de tipo conductual. En estos experimentos conductuales, el paciente percibe una clara diferencia sobre las creencias que tenía para la búsqueda de su seguridad y lo que en realidad pasa. Lo que logra esto es una completa y ágil modificación de las conductas de evitación, así como de las interpretaciones catastróficas de las sensaciones internas.

Ejercicios de imaginación y de anticipación del pánico

Cuando se llevan a cabo los ejercicios para la anticipación de la ansiedad, el terapeuta cumple la función de acompañante para que el paciente se enfrente a sus miedos, utilizando ejercicios donde usa su imaginación, los cuales impedirán y reducirán las conductas evitativas. En éstos, los pacientes se imaginan, de acuerdo a su grado de dificultad, ciertas situaciones temidas para enseguida dejarse llevar por ellas hasta vivirlas. Sin embargo, se debe ser capaz de superar la ansiedad a la que lleva esta situación en el plano imaginativo, porque, si esto no se hace, el paciente no se dejaría llevar nunca a la situación real que está provocando la ansiedad. De esta manera, se procedería a una entrega gradual de estímulos a lo largo de varias etapas, entre las que se intercalarían las fases intensivas de ejercicios hechos imaginariamente.

Tal como lo he expresado previamente, la observación que le hago a este modelo de intervención es que por lo general no se hace cargo de los elementos más profundos causantes de las crisis de pánico, los elementos inconscientes que se encuentran como base del conflicto interno.

En la consulta le llamo a este tipo de acción terapéutica "terapia de parche", pues a mi modo de ver ayuda pero no resuelve completamente el problema.

Terapia de EMDR

El EMDR (por sus siglas en inglés Eye Movement Desensitization and Reprocessing: Desensibilización y Reprocesamiento por Movimientos Oculares) es una técnica psicoterapéutica que se utiliza para desensibilizar y reprocesar traumas psicológicos. El método fue diseñado o "descubierto" en 1987 por Francine Shapiro. Consiste en la estimulación sensorial bilateral en forma alternada a través de movimientos oculares, es así como el terapeuta incentiva a la persona a realizar movimientos de los ojos de lado a lado (horizontalmente, al estilo de hipnosis siguiendo un péndulo oscilante en movimiento) de manera constante, mientras el terapeuta y paciente dialogan. La estimulación debe respetar el eje del cuerpo ya que tiene su fundamento en el cruzamiento de las vías nerviosas y su conexión en los hemisferios cerebrales. La doctora Shapiro plantea que frente a pensamientos angustiantes los ojos se mueven de igual forma a como sucede en el sueño REM (MOR, Movimiento ocular rápido) y que si se reproducía este movimiento de forma voluntaria mientras la persona recordaba el evento traumático, el malestar comenzaba a desaparecer y la persona podía realizar una interpretación distinta del evento. Es así como Shapiro propone a través de esta técnica la desensibilización y reestructuración cognitiva, reprocesándose la información. El objetivo es reacomodar en la memoria las experiencias negativas transformándolas en experiencias de aprendizaje adaptativo.

La eficacia del EMDR fue demostrada a través de un cuerpo de investigaciones con sólidos diseños científicos a lo largo de los años, y diferentes consensos de expertos han avalado la validez del tratamiento, como la American Psychiatric Association y la International Society for Traumatic Stress Studies, entre otros.

En ocasiones, las personas que han sido víctima de eventos traumáticos siguen viviendo el acontecimiento como si fuera siempre actual, fenómeno conocido como flashback. Los pensamientos de tipo intrusivos se suceden una y otra vez y no basta con expresarlos a través de la palabra para que la emoción que a éstos se asocia deje de ser altamente perturbadora. En otras ocasiones, el evento traumático es absolutamente olvidado por lo perturbador que es para la conciencia.

El EMDR resulta eficaz en la resolución de traumas producidos por eventos vividos a edades tempranas que pueden ser profundamente olvidados. La función específica de esta terapia es ayudar al paciente a reprocesar los sucesos negativos de su infancia que contribuyeron a su desorden emocional en el presente.

El EMDR es un abordaje psicoterapéutico que en los últimos años ha desarrollado un cuerpo de estudios científicos que validan su eficacia para el tratamiento de distintos tipos de patología, sobre todo para el trastorno por estrés postraumático. Es un modelo psicoterapéutico que se basa en los procesos psiconeuro-biológicos. Publicaciones evidencian cómo el EMDR, dentro del espacio terapéutico, posibilita el recuerdo de un evento traumático olvidado y la resolución de los síntomas de trastorno de pánico. Aun así, este enfoque no se haría cargo de etapas posteriores importantes de abordar en el tratamiento, como procesos reparatorios, reforzamiento en cambios de respuestas emotivas futuras, reforzamiento de la autoestima del paciente, entre otras.

TAPPING (EFT)

Otras dos modalidades a través de las cuales puede realizarse la estimulación bilateral es utilizando suaves golpes en las palmas de las manos (tapping) o utilizando sonidos que la persona escucha a través de auriculares, mientras pone en el foco de su atención el problema generador del síntoma.

El tapping es una técnica en donde uno solo se da golpecitos ligeros. Combina teorías milenarias chinas de dígitopuntura con técnicas de psicología moderna.

Este tipo de intervención se asume como una metodología en sí misma porque incluye, además de la estimulación bilateral ocular, táctil y auditiva, un procedimiento estandarizado en ocho fases: historia clínica y planificación del tratamiento, preparación del paciente, evaluación de los componentes del tratamiento o Protocolo Básico, desensibilización del material traumático mediante la estimulación bilateral, instalación de creencias o cogniciones positivas, chequeo corporal para detectar cualquier molestia o malestar, cierre de la sesión y seguimiento o reevaluación del evento reprocesado.

El tapping es impartido por cualquier persona interesada, por lo tanto, cualquiera se puede autodenominar terapeuta en tapping. Cada quien imparte la técnica sin preparación previa y en ocasiones de modo más intuitivo, y para nada científico.

Al igual que la técnica anterior por lo general podría ayudar con la sintomatología, pero no presenta un trabajo definitivo.

AUTOAYUDA

Aquel que haya sufrido trastornos de ansiedad está en la capacidad de saber que estos dolorosos y desagradables episodios, pueden ser tratados de una forma muy eficaz. Dentro de nosotros existe la fuerza para enfrentarnos a nuestros propios miedos, los cuales generalmente vienen de nuestra propia debilidad en el momento de admitirlos y aceptarlos. Por esta razón, todos podemos ayudar a que la relación con sus miedos se vuelva constructiva. Con esto hacemos referencia a que a través de una autoayuda consciente y cuidadosa, se puede derrotar la ansiedad anticipatoria que tiene lugar en el círculo vicioso del pánico. Al iniciar con un programa de autoayuda, es preferible tener en cuenta las siguientes reglas:

1. En todo momento se debe pensar que los sentimientos del miedo, así como las sensaciones físicas de las cuales está acompañado, no son más que un exceso en la reacción normal de

nuestro cuerpo ante un estado de estrés.

2. Aunque las reacciones y sensaciones que sentimos son muy desagradables, ninguna es peligrosa o perjudicial.
3. Cuando empezamos a experimentar el pánico, debemos evitar pensamientos como "¿Por qué me siento así?, algo me está pasando", que son los que definitivamente nos llevan a experimentar una crisis mucho más fuerte.
4. Debemos concentrarnos en lo que está sucediendo con nosotros y a nuestro alrededor, y olvidarnos de lo que la imaginación nos está ocasionando.
5. En el momento en que la ansiedad aparezca, hay que tratar de tranquilizarnos y esperar a que pase. Aceptando la presencia del miedo, sin huir de él.
6. Observar cómo al dejar de enfocarse en los pensamientos que ocasionan el miedo, éste va a pasar solo.
7. Hay que enfocarse en que estos ejercicios se dirigen a establecer una relación con el miedo, y no evitarlo. De esta forma, se podrán tener progresos.
8. Se debe ir paso a paso, colocándose metas internas y pensando en los progresos que se han hecho a pesar de todas las dificultades. Recordando los progresos que se van teniendo gradualmente.
9. En el momento en que nos sintamos mejor, se debe planear cuál es el paso a seguir.
10. En el momento en que se sienta capaz de seguir adelante, se puede pasar tranquilo al siguiente ejercicio.

Está demostrado que utilizando estas reglas de control mental, se ha logrado en muchos casos hacer frente al pánico.

Otro método por el cual se puede tratar el propio miedo a través de un programa de autoayuda, es al que se denomina "inmunización del estrés", que consiste en realizar una serie de ejercicios que "vacunan" contra el estrés: es decir, por medio de estos ejercicios, el cuerpo debe estar en la capacidad de reaccionar, con defensas, ante el estrés, de la misma forma en que las vacunas proveen la inmunización contra las infecciones. Al realizar este tipo de ejercicios se está preparando al organismo para enfrentarse a estados críticos y situaciones de pánico. De este modo, la actitud mental y emocional con la que actuemos en el momento en que se nos presente determinada situación influirá de manera decisiva en la forma en que percibimos el acontecimiento, identificando si se trata de una amenaza o no. Cuando se le va a hacer una operación a una persona, y se le informa con anterioridad de todos los riesgos que aquella implica, el paciente informado será menos susceptible y tendrá menos miedo ante los mismos dolores de los pacientes a los que no se les informó. Este método fue evaluado en estudiantes a los que se les indicó que en el momento de sentir un dolor y tuviera miedo, se centraran más en los síntomas físicos (taquicardia, sudoración, tensión muscular). Entonces se les explicó de qué manera podían controlar estas reacciones físicas tan incómodas a través de ejercicios de relajación. En la fase número dos de inmunización contra el estrés, se tiende a manejar las imaginaciones o pensamientos que dan lugar o estabilizan la ansiedad, haciendo conscientes a los individuos de su costumbre de dar rienda suelta a los pensamientos temidos, y en lugar de esto encontrar pensamientos más estimulantes internamente.

Relajación física

Relajación muscular: En el momento en que nos encontramos preocupados o prevemos peligros, sean éstos reales o imaginarios, el organismo se pone tenso automáticamente. La continua preocupación se vuelve tensión muscular generando todos los otros síntomas de ansiedad. Esta tensión no puede ser liberada porque no luchamos, ni huimos, ni nos desmayamos. Igualmente, no se considera socialmente recomendable reaccionar de esta forma ante la tensión. Por fortuna, cuando se aprende a reconocer la tensión muscular, estamos en la capacidad de relajar los músculos de forma voluntaria. A través de la relajación muscular es posible reducir o eliminar los síntomas físicos del pánico que se presentan cotidianamente. La técnica se basa en practicar una serie de ejercicios simples de tensión y relajación muscular. En un principio el objetivo al que tratamos de llegar no es tanto lograr la relajación muscular, sino identificar los estados de tensión muscular. En general, no somos muy conscientes de qué partes de nuestro cuerpo están muy tensas, siendo precisamente esa tensión la que ocasiona el malestar. Los pacientes con trastorno de pánico deben estar conscientes de que este tipo de ejercicios los llevara más a sentir las sensaciones corporales como latidos cardiacos, respiración, sensaciones musculares, entre otras. En este caso, las sensaciones pueden resultar amenazadoras para una persona que presenta este trastorno, pero debemos tener presente que estas sensaciones son inofensivas.

Técnicas de respiración: Dentro del trastorno de pánico la respiración tiene un papel fundamental, esto se debe a que todos necesitamos oxígeno para vivir, pero no siempre respiramos la cantidad de oxígeno que necesitamos. La respiración es el mecanismo encargado de tomar el oxígeno del ambiente y llevarlo a los pulmones. En general, cuando empezamos a sentir los síntomas de pánico, la respiración se vuelve rápida y superficial. Por el contrario, cuando estamos tranquilos, ésta proviene del abdomen, siendo suave y tranquila. Las técnicas de respiración tienen como objetivo el llegar a desarrollar un nivel de respiración abdominal, suave y calmado. El primer paso para lograr esto consiste en dedicar unos minutos al día para concentrarse en cómo respiramos, sin intentar controlar la respiración en un principio, ni hacerla más lenta. Con este método, el paciente puede sentirse un poco agobiado debido al control de la respiración, e inclusive puede empezar a sentir los síntomas de pánico, como sensación de ahogo. Esto resulta normal. La reeducación de la respiración se debe realizar de forma gradual y lenta para no desarrollar los síntomas.

Relajación mental

Resolver problemas con eficacia: Varios pacientes que experimentan crisis de pánico, tienen la sensación de sentirse atrapados en situaciones que no saben muy bien cómo resolver. Es muy común que esa sensación de sentirse "atrapado" se convierta en un problema de ansiedad. En muchos de estos casos puede ocasionar incluso una fuente de estrés que da lugar al trastorno de pánico. Los sujetos que se sienten atrapados en estas situaciones pueden sentirse bloqueados para tomar decisiones y quedarse firmes en esa posición adoptada. Esa indecisión se tiende a volver continua e inquietante. Por fortuna, se puede aprender a tomar decisiones difíciles logrando volver muy pequeña la probabilidad de equivocarse, aunque en algunos casos hay problemas que tienen pocas alternativas que nos convienen. A través de los siguientes 5 pasos encontramos un método muy eficaz para solucionar estos problemas: 1. Orientación básica hacia el problema. 2. Definición del problema. 3. Generación de alternativas. 4. Valoración de alternativas. 5. Evaluación de la decisión tomada.

Pensar claramente: en el momento en que empezamos a sentir pánico o ansiedad, nuestros pensamientos cobran una gran importancia. Al estar en una situación realmente inofensiva, gran parte de nuestro malestar proviene de los pensamientos que tenemos. En el momento de experimentar una crisis de pánico, son muchos los pensamientos que se vienen a nuestra cabeza. Los pensamientos de más relevancia son aquellos que aparecen justo antes de experimentar la crisis. En estos pensamientos se encuentra la clave del por qué nos estamos sintiendo mal. Pensar claramente consiste en aprender a dejar de lado nuestros propios pensamientos. No tomarlos como reales, sino como interpretaciones de la realidad, que pueden ser tanto verdaderas como falsas o incompletas. Pensar claramente consiste en desarrollar el hábito de cuestionarse sobre el origen de estos pensamientos que vienen a nuestra mente en el momento en que nos sentimos mal, cuestionar qué evidencia real existe a favor y en contra de la interpretación que le damos a la realidad. En muchas ocasiones nos referimos a la realidad como si fuese algo que cualquiera puede ver y probar de forma muy sencilla. Esto no es completamente así. La realidad tiene muchas caras. Y, al tratarse de una interpretación, podemos estar en lo correcto o no, entre más experiencia tengamos en situaciones parecidas es más probable que acertemos en nuestra interpretación, generándose siempre un asomo de duda. Para pensar claramente se hace necesario saber cuáles son los pensamientos automáticos que nos vienen en determinado momento, justo antes de entrar en crisis. Al tener claridad de cuáles son estos pensamientos, el paso a seguir es cuestionarnos sobre la evidencia que apoya estos pensamientos.

Valorarnos tal cual somos (o más): Se puede decir que la autoestima corresponde al valor que nos damos a nosotros mismos como personas. Esto depende básicamente del valor que nos damos en función de lo que deberíamos ser. Una persona tiene la autoestima alta cuando es más de lo que debería ser, y la tiene baja cuando es menor. El aprecio que me doy a mí mismo tiene mucho que ver con lo que creo que soy y como creo que debería ser. La autoestima baja se puede clasificar de dos maneras, como situacional o global. Cuando una persona no se siente con valor en determinadas situaciones de la vida, pero en otros aspectos sí, entonces decimos que está llevada por una *baja autoestima* situacional. Este tipo de autoestima baja se da en personas que anteriormente no presentaban ningún problema con el aprecio que sentían por ellas mismas. La sensación de no valorarse viene a partir de presentar inconvenientes en determinadas áreas, como les suele pasar a personas que padecen trastorno de pánico. Cabe resaltar que en los casos de baja autoestima situacional, los sentimientos hacia uno mismo radican en un acontecimiento que se dio en el pasado y que significó algo grande. Esto, en conjunto con el hecho de que la vida generalmente se limita a una sola área, hace que la persona conserve el sentimiento de baja autoestima. La situación se torna más grave en aquellas personas que sienten que no valen de forma global como seres humanos. A esto es a lo que se le llama *baja autoestima global.* Las personas que se encuentran en este grupo de rasgos de baja autoestima, se pueden llegar a despreciar de una manera enorme a sí mismas. Creen que son indignas y culpables por no ser capaces de llevar a cabo lo que su conciencia moral les dicta. La baja autoestima global ya existe antes de presentarse los problemas de ansiedad, y en muchos de los casos es la causante de que se den estos trastornos, así como los de tipo psicológico. Para poder mejorar la autoestima, se hace necesario, como vimos anteriormente, pensar claramente. Detectando lo que nos decimos a nosotros mismos en el momento en que nos empezamos a sentir mal. Sobre lo que pensamos y nos decimos acerca de nuestro valor como personas. Qué insultos u ofensas aparecen en nuestra mente para hacernos sentir tan mal. Por eso es necesario cuestionarnos sobre la evidencia que tenemos para acrecentar esos pensamientos que nos subvaloran y nos juzgan.

Relajación conductual

La asertividad: Al encontrarnos en sociedad, muy pocas veces actuamos de la manera en que deseamos. Muchas veces debido a las convenciones sociales. En otros casos, se debe a que nos resulta muy difícil comportarnos de la manera en que deseamos, aun poniendo en riesgo nuestra propia salud. De todas formas, el manejo inadecuado de las relaciones sociales es una de las principales fuentes de estrés para gran parte de los pacientes que presentan trastorno de pánico. En ocasiones, estas situaciones problemáticas se presentan de manera accidental. En otros casos, cuando el problema es sistemático, es muy común que ocurran interacciones negativas con unas personas, pero con otras no. Estas personas pueden ser hijos, cónyuge, el jefe, los compañeros del trabajo, el señor de la tienda, entre otros. En especial, esa persona que pasa por encima de nuestros derechos. Hay tres formas en las cuales tendemos a relacionarnos con otras personas. Los que son *sumisos*: son personas que tienden a aceptar la conducta manipulativa de los demás. Una persona se considera sumisa cuando evita a toda costa entrar en conflicto, mostrándose pasiva ante los abusos, experimentando una gran tensión en su interior, siendo ésta la causante de los síntomas típicos del trastorno de pánico, como palpitaciones, náuseas o sensación de ahogo. Los que son *agresivos*, siendo el polo opuesto de los sumisos, son personas que en la defensa de sus propios derechos, no les importa pasar por encima de los demás, lastimándolos. La persona agresiva generalmente interpreta las peticiones como abusos, falta de tacto, desconsideraciones e insensibilidad. Los agresivos se niegan a reconocer la responsabilidad de sus actos, y tienden a ser autoritarios. En este grupo se encuentran aquellas personas con dificultades para ponerse en el lugar de los demás, o sentir empatía. En el medio de estos dos grupos, se encuentran los que son *asertivos*, los cuales manejan la relación con otras personas respetando sus derechos fundamentales pero también exigiendo respeto por los propios. Ser asertivo es una habilidad que se puede aprender con la práctica, entre más se practique mucho mejor. Por eso existe un programa de entrenamiento que os llevará a ser más asertivo y que se hace a través de los siguientes pasos: 1. Prestar especial atención a las conductas asertivas de los demás. 2. Hacer un ensayo de conductas asertivas con una persona diferente a la que nos cuesta trabajo ser asertivos. 3. Practicar la asertividad con aquella persona con la que nos cuesta trabajo hacerlo.

Enfrentarnos a nuestros miedos: La persona que ha sobrevivido a un trastorno de pánico está en la capacidad de afrontar las situaciones que antes le causaban sus crisis. De esta manera, la persona que ha superado sus crisis de pánico es capaz de no alarmarse cuando se presentan las palpitaciones, el vértigo o el sentirse ahogado. Todas las formas de relajación que hemos visto, tanto las físicas como las mentales, finalmente se pueden poner a prueba al dejar de evitar las situaciones temidas. Así, la persona que le da miedo hacer ejercicio por si nota los latidos de su corazón o piensa que va a sufrir un ataque cardíaco, debe hacer ejercicio (si su médico está de acuerdo); aquel a quien le da miedo volverse loco al ir al supermercado, debe ir al supermercado y a los demás sitios que le ocasionan las crisis; al sujeto que teme desmayarse por salir a la calle, debe salir a la calle. A estas acciones se les conoce como *exposición a los estímulos temidos*. Esta exposición consiste en tomar fuerzas para enfrentarse a las situaciones que nos provocan el pánico, siendo esto contraproducente en muchos de los casos. Esta exposición puede realizarse con la imaginación o en vivo, o sea, imaginando la situación que nos atemoriza o enfrentándonos a ella directamente. Los grandes resultados que se dan debido a la exposición de estímulos temidos se basan en el hecho de que nuestro cuerpo no puede producir más síntomas de pánico de forma indefinida sin llegar a un límite. Cuando esta ansiedad se presenta frente a estímulos inofensivos, mantenernos en la situación que nos atemoriza logra que la respuesta de ansiedad se agote.

GRUPOS DE AUTOAYUDA

Estos grupos generalmente suelen ser muy eficaces para combatir todo tipo de enfermedades, entre ellas las causadas por trastornos de ansiedad. Los grupos de autoayuda están conformados por personas que tienen los mismos problemas. En estos grupos se suelen intercambiar experiencias, darse consejos y apoyarse el uno al otro. Para los trastornos de ansiedad, en algunos países a estos grupos se les llama emocionales anónimos, imitando a los populares alcohólicos anónimos, y cuyos miembros participan con el objetivo de superar sus miedos, depresiones u obsesiones que tienen en común, para no afrontar las recaídas solos. El hablar con otras personas es de gran ayuda para enfrentar los problemas emocionales. Para aquellos que viven en pueblos o ciudades pequeñas que no cuentan con grupos de apoyo, a través de internet pueden encontrar grupos de chat, para conversar de su trastorno. Millones de personas sufren de ansiedad, y muchas de ellas pueden dar consejo y apoyo, y mucho mejor hoy que existe la facilidad del internet. Pero en todo caso, estos grupos nunca van a sustituir un tratamiento terapéutico.

CUARTA PARTE

MODELO E INTERVENCIÓN PARA LA EXTINCIÓN DE LA CRISIS DE PÁNICO CON EL USO DE LA HIPNOSIS COMO HERRAMIENTA DE EXPLORACIÓN Y TRATAMIENTO REPARATORIO CLÍNICO

EMPLEO DE LA HIPNOSIS COMO HERRAMIENTA TERAPÉUTICA EN LA TERAPIA DE ABORDAMIENTO EN CRISIS DE PÁNICO

El enfoque terapéutico propuesto en este libro para eliminar para siempre las crisis de pánico requiere del empleo de la hipnosis como herramienta terapéutica.

Lamentablemente, el manejo de la hipnosis de espectáculo o de las malas prácticas de personas sin preparación clínica, acarrea en mucha gente prejuicios o creencias erróneas respecto de la utilización y eficacia de la hipnosis. Es por ello que no quise comenzar a explicar los pasos del modelo terapéutico sin antes dar una breve reseña de la hipnosis, desmitificándola de creencias erróneas para exponer sus múltiples aplicaciones clínicas.

¿QUÉ ES LA HIPNOSIS?

Etimológicamente hablando, la palabra hipnosis viene del vocablo griego *hypnos* que significa sueño, y empezó a ser utilizada como término médico en el año 1850 por el inglés James Braid. Su técnica está basada en la inducción de un estado mental que ayuda a la aceptación de nuevas ideas, cambiando las creencias negativas por pensamientos y sentimientos positivos sobre nosotros mismos; también es muy utilizada para lograr las metas propuestas, atender graves problemas emocionales y a sentir mejoría de los síntomas de diferentes enfermedades.

Bajo los efectos de la hipnosis el paciente se relaja profundamente, concentrándose en un aspecto específico y con una mayor predisposición a la sugestión, considerándose como un estadio intermedio entre la vigilia y el sueño.

La definición para hipnosis, según el Diccionario de la Real Academia de la Lengua Española, en su 23 edición del año 2014, sería la siguiente: "*estado logrado por el hipnotismo*", definiéndose hipnotismo como "*método para producir sueño artificial, mediante inducción personal, o instrumentos adecuados*"; pero el problema con esta definición es que encierra varios de los mitos y creencias acerca de la hipnosis, los cuales veremos en detalle más adelante.

Desde 1850, cuando Braid planteó por primera vez el concepto de hipnosis, a lo largo de los años muchos otros autores han dado diferentes conceptos de acuerdo a las experimentaciones y técnicas utilizadas por cada uno, sin lograr llegar a un verdadero consenso. Por esta razón, la división 30 (*Society of Psychological Hypnosis*) de la *American Psychological Association* (*APA*), decidió establecer una definición neutral que reuniera todas estas teorías y datos experimentales existentes. De acuerdo a esta definición, la hipnosis es una práctica en la que un especialista invita al paciente a experimentar cambios en sus sensaciones, pensamientos, conductas o percepciones. Así mismo, se añadió que para instaurar el concepto hipnótico, es necesario emplear un método o procedimiento de inducción, que puede tomar diversas formas, aunque frecuentemente tiende a incluir sugestiones de relajación, calma o bienestar, como también ejercicios de imaginar o pensar en cosas placenteras.

En cuanto a las manifestaciones sintomáticas que experimenta el paciente que está siendo tratado con hipnosis, la APA exalta las múltiples diferencias que hay en cada una de éstas, hallando sujetos que tienden a escribir su experiencia como un estado excitado de la conciencia, o como un estado normal, donde se siente una gran calma y bienestar. Generalmente, todos los pacientes tratados con hipnosis sugieren que es una experiencia que les resulta placentera. Pero igualmente, esta definición señaló la existencia de una enorme variabilidad en el grado de respuesta a las sugestiones hipnóticas. Entonces la APA, en el año 2004, publicó otra definición para hipnosis donde se incluían las investigaciones más recientes y que dice así: asiduamente, la hipnosis comienza con un procedimiento en el cual se le dice al sujeto que se le presentarán sugestiones de experiencias imaginativas. Al utilizar la hipnosis, el paciente es guiado por el hipnotizador con el fin de que responda a las sugestiones de cambios durante la experiencia subjetiva, y que presenta alteraciones de la conducta, el pensamiento, la percepción emoción o sensación. Habitualmente, estos procedimientos incluyen sugestiones que llevan a relajarse, aunque la relajación no necesariamente hace parte del proceso hipnótico, pudiéndose utilizar una gran cantidad de sugestiones, dentro de las que están incluidas las de alerta. En los ambientes clínicos como en los de investigación, hay la posibilidad de usar sugestiones que permiten evaluar el alcance de la hipnosis utilizando escalas comparativas. Estas escalas de sugestiones varían entre lo elevado y lo insignificante, catalogándose como altas, medias y bajas.

Ya en el año 2014, el comité ejecutivo de la división 30 hizo un listado de diferentes definiciones relacionadas con la hipnosis, quedando de la siguiente manera:

- *Hipnosis:* Es el estado de conciencia que atañe la atención centrada y la consciencia periférica reducida, caracterizada por una alta capacidad de respuesta a la sugestión.
- *Inducción hipnótica:* Procedimiento en el cual se induce la hipnosis.
- *Hipnotizabilidad*: Capacidad de un sujeto para experimentar alteraciones sugeridas en fisiología, emociones, sensaciones, pensamientos o comportamientos en el momento de la hipnosis.

- *Hipnoterapia*: Es la utilización de la hipnosis para tratar un trastorno médico o psicológico.

En conclusión, podemos decir que la hipnosis está determinada por el acuerdo, implícito o explícito, mediante el cual se rotula cierta situación como hipnosis, entre el terapeuta (que realiza la hipnosis) y el paciente (que es hipnotizado). Así, a través de las sugestiones, se activará una serie de procesos hipnóticos como expectativas, compromisos, solución de conflictos, entre otras, y que determinarán la experiencia de sugestiones hipnóticas, las cuales provocarán cambios en los procesos emocionales, comportamentales, cognitivos o sensoriales. Durante estos cambios, cuyo principio y fin están condicionados a la voluntad del paciente, dependiendo de sus propios recursos, se experimentarán de forma automática ya que el esfuerzo hecho por la persona hipnotizada será mucho menor.

Podemos decir que la hipnosis es un fenómeno natural, que sirve para la ejercitación y argumentación, y que al utilizarse bajo la dirección de un terapeuta, puede llegar a cambiar conductas negativas estables en el tiempo.

MITOS Y CREENCIAS DE LA HIPNOSIS

La hipnosis es un campo de investigación muy amplio. Es por ello que en el momento de aplicar programas de intervención en los cuales se utiliza la hipnosis, pueden surgir todo tipo de actitudes hacia ella, tanto correctas como erróneas. A través de los siglos, el uso de la hipnosis ha sido objeto de una cantidad de mitos y creencias que han provocado recelo y desconfianza por gran parte de la población. Estas ideas erradas pueden lograr que muchas personas se pierdan de los beneficios que podría darles la terapia con hipnosis, inclusive también es posible que estos prejuicios no le permitan buscar ayuda en esta área. Es por esta razón que consideramos necesario analizar las creencias sobre la hipnosis que tienen los pacientes potenciales para que no se convierta en la piedra en el zapato del tratamiento clínico con hipnosis.

Otro aspecto relevante que tenemos en cuenta al analizar de dónde surgen tantos mitos acerca de la hipnosis, es el intrusismo que se ha presentado por parte de personas no profesionales, es decir, sujetos que quieren practicar la hipnosis sin pertenecer al campo de la medicina, la psicología o la salud en general, sino ubicando a la hipnosis dentro del concepto de "terapias alternativas". Esta opinión favorece la entrada de sujetos llamados a sí mismos "hipnoterapeutas", los cuales no tienen ningún título académico ni formación en hipnosis clínica, tratando todo tipo de problemas para los cuales no están capacitados, pues no tienen ninguna formación profesional, más que un curso sobre hipnosis. En el momento en que estos individuos dejan de tener éxito terapéutico y fallan al realizar procedimientos hipnóticos, es que generalmente se riega la bola de la ineficacia de la hipnosis, pero nada más lejano de la realidad.

Esta vertiente folclórica de la hipnosis es lo que se conoce como hipnosis de espectáculo, la cual ha sido relacionada con las comúnmente llamadas ciencias ocultas, como la parapsicología o el esoterismo, y que ha contribuido a dificultar el tratamiento rigurosamente científico, clínico y objetivo. Todo esto ha favorecido el desarrollo de mitos y creencias sobre el concepto de hipnosis y cómo funciona.

El manejo de las creencias y los mitos acerca de la hipnosis es de gran importancia, si queremos reducir y eliminar la desconfianza, además de falsas expectativas de algunos pacientes ante el tratamiento hipnótico. En la experiencia, es aconsejable dedicar tiempo a resolver dudas sobre el procedimiento hipnótico antes de iniciar el tratamiento. Durante este proceso, se le advierte al paciente la intención de usar hipnosis para abordar una parte o la totalidad de los trastornos que han llevado a la consulta, o se le explica que la hipnosis hace parte del tratamiento integral de su padecimiento. Enseguida se le pregunta si sabe algo acerca de la hipnosis, si ha leído un libro sobre el tema o ha visto una película, y cuál es su opinión sobre el tema. En este momento, es cuando el paciente hace una serie de preguntas y manifiesta sus dudas con relación a los mitos y creencias sobre la hipnosis, propiciados específicamente por la "hipnosis de espectáculo". Dentro de las preguntas que más manifiestan los pacientes se encuentran:

¿Cualquier sujeto puede ser hipnotizado?

¿Mi vida está en riesgo al ser hipnotizado?

¿Usted me puede hipnotizar contra mi voluntad?

¿Al estar hipnotizado puede forzarme a hacer o decir cualquier cosa?

¿Estar bajo el efecto de la hipnosis es caer en un sueño muy profundo?

¿Las personas que no son muy inteligentes, también pueden ser hipnotizadas?

¿Hay la posibilidad de que ya no pueda despertarme después de haber sido hipnotizado?

¿Aunque quiera, es posible que no pueda entrar en hipnosis?

¿Sabré lo que está ocurriendo o perderé la conciencia mientras estoy bajo los efectos de la hipnosis?

De acuerdo a estas preguntas, se le explicará al paciente qué es la hipnosis en el proceso terapéutico, en qué consiste y en qué no, ayudándolo en el sentido de centrar sus expectativas durante la relación terapéutica. Teniendo en cuenta esto, a continuación describiremos las principales creencias y mitos que no están relacionados necesariamente con la hipnosis clínica:

La hipnosis es una forma de sueño en la cual perdemos la conciencia

Muy seguramente éste es uno de los mitos que más se ha propagado. Cuando se realiza una sesión de hipnosis, frecuentemente el sujeto se encuentra recostado cómodamente, con el cuerpo relajado y los ojos cerrados, sin realizar movimientos espontáneos a menos que su terapeuta lo sugiera. Por esta razón, lo que observa alguien de afuera puede ser confundido con que el individuo hipnotizado se encuentra en un estado de somnolencia o sueño, y consecuentemente su conciencia ha sido reducida o anulada. Esta primera interpretación debida a nuestras observaciones es errónea, esto se demostró a través de investigaciones que se hicieron a finales de los años 50, donde se establecieron diferencias entre el sueño fisiológico y la hipnosis. Primero las electroencefalografías muestran variaciones dependiendo del tipo de instrucciones, cuando se encuentra profundamente dormido no tendrá respuesta a ningún tipo de comunicación, en tanto que el sujeto hipnotizado tiene una buena comunicación con su hipnotizador para garantizar así el éxito de la sesión, por esta razón, el paciente lejos de perder la conciencia, es totalmente consciente de lo que ocurre a su alrededor, para así poder seguir las instrucciones de su terapeuta. Al realizarse la sesión de hipnosis clínica, el paciente participa activamente pensando, sintiendo y comportándose como una persona ubicada en cierto contexto de influencia hipnótica, sin dejar de lado sus habilidades y capacidades, pudiendo verse efectivamente los resultados esperados.

El hipnotizador tiene un "poder mágico" bajo el cual caemos

Durante muchos años la hipnosis ha sido ligada de una u otra forma al ocultismo, esto debido a que los primeros practicantes en la cultura egipcia producían trances a sus seguidores religiosos. La hipnosis por muchos años se ha presentado como una actividad mágica por sujetos que querían provocar miedo, con el único fin de controlar a los demás. Esta concepción se ha visto reforzada por el cine y la televisión mostrando a la gente la imagen del "hipnotizador atemorizante". Mejor dicho, siempre el protagonismo recae sobre el hipnotizador, dejando al paciente con una actitud sumisa y pasiva. Muy seguramente esta visión errada surgió gracias a los hipnotizadores de espectáculo, que seguidamente han promovido la imagen de "personas dotadas con poderes mágicos o sobrenaturales", con el sólo fin de lucrarse como negocio y no conseguir beneficios reales para los sujetos. Pero, de acuerdo a investigaciones científicas, se ha visto que las características distintivas que distinguen a un buen hipnotizador, entrarían dentro del rango de habilidades del terapeuta, es decir, un buen hipnotizador es el que logra aplicar las técnicas más adecuadas, en el momento ideal, para cada paciente y de acuerdo a las exigencias en el ámbito experimental o clínico. Es más, una buena sesión no depende tanto del hipnoterapeuta, sino más bien del paciente, de sus capacidades como agente activo en el proceso.

El sujeto hipnotizado no puede distorsionar la descripción de una situación o hecho

En la creencia popular, la idea de que el hipnotizador tiene "poderes mágicos" hace también pensar que el sujeto hipnotizado no puede mentir, o que si lo intenta puede ser descubierto. De hecho, muchas personas van a sesiones de hipnosis en busca de un detector de mentiras. Experimentos científicos han demostrado que la hipnosis no es superior a otras técnicas terapéuticas al momento de traer el reconocimiento y el recuerdo de un material aprendido con anterioridad debido a que, aunque se ha probado que la hipnosis aumenta los recuerdos de determinados materiales significativos, lo puede hacer tanto para los valores correctos como para los incorrectos. En el ámbito clínico, la hipnosis se puede utilizar en el tratamiento de las consecuencias emocionales de las experiencias traumáticas. De este modo, aunque el material recordado pueda ser ambiguo, sí se puede utilizar de forma eficiente en la hipnosis terapéutica.

La persona hará cualquier cosa que el hipnotizador le diga

Este es otro mito que se crea gracias a la hipnosis de espectáculo, la cual sólo busca distraer y hacer reír al espectador. Por el contrario, en la hipnosis clínica lo que se busca es ayudar a la persona a resolver sus problemas y que logre controlar sus miedos. Por esta razón, cuando se piensa que la persona hará cualquier cosa que el hipnotizador le diga, es por tener la concepción del hipnotizador de espectáculo que quiere provocar carcajadas en el público. Pero un terapeuta clínico es una persona que realiza un trabajo muy serio, permitiendo a sus pacientes hallar una solución a sus malestares. No es cierto que el hipnotizador tiene al paciente bajo control, ningún hipnotizador puede obligarlo a hacer algo que usted no quiera o sea ajeno a su voluntad. Muchas investigaciones científicas han demostrado que la hipnosis depende más en la medida en que el sujeto se deje influir por las sugestiones hipnóticas, y que cualquier intento de transgredir normas éticas y morales entonces dependerá más del sujeto que del hipnotizador. Por tanto, más que provocar unas pocas carcajadas, no pasará a mayores pues no depende del hipnotizador.

El sujeto pierde el control de su comportamiento durante la hipnosis

Esta concepción está basada en la idea generalizada que dice que una vez entra bajo el efecto de la hipnosis, el individuo perderá el control de la situación en beneficio del hipnotizador; dentro de la experiencia clínica con gran cantidad de pacientes que han sido puestos bajo hipnosis, podemos ver que es todo lo contrario. De este modo, cualquier terapeuta que tenga la habilidad para realizar la hipnosis, le podrá asegurar que: Nadie puede ser hipnotizado, si verdaderamente no desea serlo.

1. De la misma manera que un individuo desea ser inducido al proceso hipnótico, también puede terminar la sesión en el

momento que lo desee, aunque generalmente espera que el terapeuta se lo indique.

2. La persona está en la capacidad de negarse a decir o hacer cualquier cosa que el terapeuta le solicite a lo largo de la sesión de hipnosis.
3. La persona hipnotizada puede utilizar su imaginación, hasta mentir durante la sesión, según el nivel de profundidad hipnótica en la que se manifiestan las potencialidades cerebrales del paciente.
4. El paciente puede percibir que unas sesiones de hipnosis son mejores que otras, sin que ello dependa del hipnotizador, sino más bien de la situación emocional, motivación o cansancio, entre otras situaciones que se encuentre el paciente.

La hipnosis necesita tener una actitud pasiva

Como hemos visto anteriormente, la persona hipnotizada no es un agente pasivo que se encuentra bajo las órdenes del hipnotizador. Aunque gran parte del proceso es guiado por el hipnotizador y el paciente debe seguir las instrucciones, también debe esforzarse por usar sus habilidades cognitivas, entre las que se incluyen la capacidad de imaginación, la implicación emocional, la focalización de la atención y muchas otras, con la única finalidad de experimentar las transformaciones realizadas por el terapeuta.

El paciente crea dependencia al proceso hipnótico

Nuevamente la creencia popular hace que las personas piensen que al dejarse hipnotizar por alguien, va a pasar a depender psíquicamente de éste. Este mito, sostenido por la hipnosis de espectáculo, suele tener ciertas raíces en el hecho de que durante la hipnosis es el terapeuta quien dirige, mientras el paciente sigue las instrucciones. Bajo la hipnosis clásica, en efecto, el paciente se deja influir por las "sugestiones" del terapeuta, pero esto no implica un aprendizaje posterior de las estrategias hipnóticas para lograrlo por su cuenta; por esta razón, la persona depende siempre del terapeuta si quiere verse beneficiado del proceso hipnótico. Aunque ésta ha sido una de las mayores críticas hechas a la hipnosis como técnica terapéutica, en la actualidad hay técnicas que superan este problema: *las técnicas de autohipnosis.* Básicamente, la autohipnosis es la habilidad que tiene el paciente para inducirse a sí mismo a un estado de relajación profunda, mediante la aplicación de instrucciones indicadas, y la capacidad de hacer por sí mismo las actitudes propias del dominio de la hipnosis, como son: hipermnesia, sugestiones posthipnóticas, analgesia, entre otras. Las técnicas de autohipnosis se ven como la continuación del proceso hipnótico, en el cual el paciente se vuelve el protagonista del proceso en la medida que va aprendiendo a sugestionarse a sí mismo, con el único fin de tener las bases para utilizar la sugestión ante cualquier situación que se presente en la vida diaria, especialmente aquella en las cuales existe un mayor déficit de habilidades de afrontamiento, como son las crisis de pánico.

Participar en un proceso hipnótico es un peligro

Como tal, la hipnosis no representa ningún peligro, y el paciente se encontrará en buenas manos si es atendido por terapeutas profesionales y calificados. Es así como los potenciales daños que se puedan ocasionar al paciente, no dependen en sí del hecho de ser o no hipnotizados, sino más bien del buen o mal uso que haga el terapeuta de la técnica durante las sesiones. Podemos decir que lo más importante de la hipnosis no es hipnotizar, sino la utilización adecuada de las suge stiones hipnóticas en el momento de la intervención. Por esta razón, pensamos que no es conveniente aprender técnicas de hipnosis si no se tiene un alto nivel de conocimientos en psicología, psicopatología y técnicas terapéuticas; evite terapeutas no calificados, como los hipnotizadores de espectáculo. Un buen terapeuta cuidará su estabilidad emocional, y siempre mostrará hacia usted delicadeza y respeto. Como lo hemos visto antes, la persona siempre tendrá el control y podrá salir del trance en el momento que lo desee.

HIPNOSIS CLÍNICA

La hipnosis clínica hace énfasis en que la hipnosis no es una terapia en sí misma, sino un recurso o herramienta que se incorpora a las terapias psicológicas y/o médicas para aumentar su eficacia y eficiencia. En este sentido, no hablaremos de hipnoterapia como tal, sino de hipnosis y su aplicación en el ámbito psicoterapéutico. Por esta razón, su práctica sólo debe realizarse por psicólogos o médicos, que aparte de su formación profesional, se hayan especializado en la técnica propiamente de hipnosis. Adicional a esto, debe tenerse especial cuidado en su utilización, debido a que, aunque tiene infinidad de aplicaciones en las dos disciplinas, no todos los pacientes se beneficiarán de su uso; de la misma manera, tampoco todos los problemas van a poder tratados con este grupo de procedimientos que denominamos hipnosis clínica. Bajo esta definición, la APA hace referencia a las tantas inclinaciones de la hipnosis en el campo investigativo, teniendo como objetivo el aumentar el conocimiento sobre la hipnosis, sus usos, o el impacto que pueda causar sobre la fisiología, la percepción o la memoria, entre otros factores. O sea, destaca principalmente la inclinación de la hipnosis en el campo científico, centrándose sobre todo en la hipnosis clínica más que en la experimental. Sin embargo, se puede definir la hipnosis como un grupo de estrategias y procedimientos que reciben el rótulo de hipnóticos y que se usan como complemento a otras técnicas terapéuticas, tanto en el campo científico como en el experimental.

Diferencias entre la hipnosis clínica y la hipnosis experimental

A través del tiempo, la hipnosis y sus técnicas se han considerado principalmente procedimientos terapéuticos y, por ende, han sido orientadas especialmente hacia el ambiente clínico. Desde los antiguos sacerdotes y brujos de las culturas griega, persa, china, egipcia, hindú, hasta los psicólogos y psiquiatras de los siglos XVIII y XIX, la hipnosis se ha utilizado de forma básicamente clínica. Aunque en la actualidad su uso sigue aplicándose fundamentalmente desde el punto de vista clínico, a finales de los años 50 se empezó a experimentar desde el ámbito de la psicología y la psicofisiología, con el fin de corroborar experimentalmente los fenómenos hipnóticos, las reacciones psicofisiológicas determinantes, los hallazgos terapéuticos y los prototipos teóricos que se han ido dando por medio de la práctica clínica; así, se da una nueva perspectiva acerca de la hipnosis, a la que llamamos *hipnosis experimental.* Debido a la actividad hecha en laboratorios de investigación sobre la hipnosis, cada día se amplían más los conocimientos acerca de este campo de la hipnosis, ayudando a reconocer de forma sistemática su carácter científico. Pero, a pesar de que la hipnosis experimental ha dado un manejo de la misma más eficaz y sistemático, logrando erradicar muchos mitos y creencias equivocadas que existían debido a la práctica clínica realizada a través de los años contrastando los saberes que habían acerca del paciente y el comportamiento hipnótico en sí, actualmente la hipnosis experimental y la hipnosis clínica se ven envueltas en una paradoja: debido a que lo que querríamos es que la investigación se fundamentara en la base teórica del tratamiento clínico, y que la práctica clínica tomara los aportes dados por la investigación, se ha presentado que cada una tiende a ir por caminos separados. A continuación expondremos algunos aspectos que podrían considerarse para ubicar el por qué estas dos prácticas en la actualidad se estudian de manera separada y no en conjunto.

1.*La forma en que se realizan las evaluaciones acerca del comportamiento hipnótico*

El concepto y estudio de las emociones en el ser humano se partió en dos a finales de los años sesenta y principios de los setenta, ya que los investigadores de esa época comenzaron a proponer que debían agruparse todas las variables bajo tres aspectos: el cognitivo, el fisiológico y el motor; viendo que estos tres sistemas poco se relacionan entre sí. Es en ese momento cuando adquieren relevancia empírica dos conceptos, el de fraccionamiento y desincronía de respuestas. *El fraccionamiento* es cuando se evalúan los tres sistemas de respuesta de un paciente, encontrando que no todos reflejan el mismo nivel de activación. De la misma manera, hace referencia a la escasa concordancia entre distintos índices de un mismo sistema. *La desincronía* hace énfasis en los cambios no sincrónicos del sistema de respuesta. Sirva como ejemplo cuando en medio del tratamiento se manipula el nivel de activación del individuo, encontramos que los diferentes índices de activación no varían al mismo tiempo. Por lo tanto, estos dos términos se han utilizado también para referirse a las bajas correlaciones entre los tres sistemas de respuesta: el motor, el cognitivo y el fisiológico, e inclusive, a las correlaciones poco significativas en el momento de evaluar estos tres sistemas de respuesta. En relación a la hipnosis, en principio, la evaluación del comportamiento en el momento de la hipnosis se refiere al tipo de conductas que se pueden observar bajo la inducción hipnótica y las sugestiones hechas en el proceso, y puede desglosarse a través del modelo de los tres sistemas de respuesta: Cognitivo, se hacen auto informes expresando el grado en que un sujeto se encuentra hipnotizado y/o el tipo de sensaciones que ha manifestado en el momento o después del estado hipnótico. Fisiológico, es la monitorización de diferentes índices fisiológicos en medio del proceso hipnótico. Motor, se hacen escalas de observaciones regularmente estandarizadas, en las que se adjudica una determinada puntuación en función de si la respuesta del individuo a las sugestiones que se van volviendo más complejas es positiva o negativa. Generalmente, se les ha llamado escalas de profundidad hipnótica o escalas de sugestionabilidad hipnótica. Entre los profesionales de la salud que utilizan hipnosis con fines clínicos, se dice que la hipnosis ocasiona un estado de relajación profundo. Esto no es completamente incorrecto, aunque se hace necesario hacer algunas diferenciaciones. La anterior afirmación acerca del grado de relajación ocasionado por la hipnosis se puede comprobar fácilmente al preguntar al paciente cómo se ha sentido en medio de la sesión de hipnosis y cómo se siente ahora. En ese caso, el paciente responderá con afirmaciones como: “me siento muy tranquilo” o “es como si acabara de despertar”, por ejemplo. Estas manifestaciones se llevarán al informe verbal de un paciente en proceso de hipnosis. En este caso, a través del auto informe se estarían evaluando los aspectos cognitivos del proceso. En el caso de la hipnosis experimental, se suelen evaluar muchas características al mismo tiempo, lográndose generar una confusión de respuestas para los tres modelos de respuesta, hallándose en algunos casos resultados fisiológicos y no motores o cognitivos. Esta falta de concordancia entre sistemas, lejos de ser un fenómeno aislado, comienza a contar con bastante evidencia experimental para tratar de abordar el problema de manera sistemática y detallada.

2. Experimentar con individuos sanos, versus el manejo con pacientes

Existen grandes desacuerdos sobre la eficacia y comportamiento de la hipnosis en cuanto al tratamiento clínico y experimental. Uno de ellos se refiere al uso de individuos de características muy diferentes; de esta manera, se puede ver que los informes clínicos describen a sujetos con algún tipo de enfermedad o trauma, desde haber sufrido un accidente hasta tener cáncer terminal; en tanto que en las evaluaciones experimentales generalmente se han usado estudiantes voluntarios, que no han pasado por ningún tipo de padecimiento. Es así como se observa que la situación emocional de estudiantes universitarios sanos que sirvieron como sujetos experimentales bajo hipnosis, no es la misma que la de víctimas de violación, atracos o accidentes que aparecen en los informes de hipnosis clínica.

3. La clase de actividad exigida al individuo o paciente hipnotizado, partiendo del punto de vista motivacional

En el momento de controlar las variables de sus experimentos, los investigadores experimentales deben ser muy cuidadosos. Por esto, los experimentos generalmente se realizan bajo condiciones artificiales, con controles estrictos e instrucciones estandarizadas, tratando de evitar los efectos de diferencias individuales que no han tenido controles con anterioridad. En caso contrario, bajo el concepto clínico, el terapeuta intenta lograr mejoría en sus pacientes usando los medios y estrategias que encuentra a su alcance, tratando de realizar un análisis individualizado pues cada paciente es diferente, aunque padezca el mismo trastorno. Lo anterior resulta obvio, pero genera confusiones en el momento de hacer revisión de resultados clínicos y experimentales. En efecto, no es igual tener recuerdos emocionalmente muy significativos, con alto contenido verbal, pictórico o visual, en el caso de un evento traumático, que tener estímulos emocionalmente neutros o sin ningún sentido para el individuo, como ocurre en el caso de estudios experimentales. De la misma forma, no es lo mismo tratar de controlar o reducir el dolor mediante choques eléctricos o inducción de calor, que suelen causar un dolor agudo pero limitado, a tratar de disminuir una cefalea persistente o un dolor agudo a causa de la metástasis de tejidos de un paciente en etapa final de cáncer. Por ende, las consecuencias tanto de la hipnosis experimental como la clínica serían diferentes. Cuando hablamos de un evento experimental, al individuo se le inducirá un dolor momentáneo, sin consecuencias para su vida emocional, y quien podrá en unas horas continuar con su rutina diaria. Bajo una situación clínica, la reducción del dolor es para lograr que el paciente tenga una vida más tranquila, o en el caso de las últimas fases de una grave enfermedad, se disminuya el sufrimiento hasta que llegue la hora de la muerte. De este mismo modo, las consecuencias al recordar un evento experimental son muy bajas y nunca comprometedoras; en tanto que en el ámbito clínico, supone el compromiso de identificar o acusar al agresor, en caso de una violación, y las consecuencias traumáticas y morales que esto trae.

4. El contexto en el cual se aplica el proceso hipnótico

Gran parte de los experimentos hipnóticos no tienen una duración mayor a sesenta minutos. Esto significa que el individuo experimental sano no dedicará más de una hora de su tiempo al compromiso experimental. Después olvidará el procedimiento y regresará a sus actividades diarias. Igualmente, el experimento no ha provocado una situación estresante en su vida. Por el contrario, los pacientes que se encuentran hospitalizados en centros especializados, clínicas de dolor u hospitales psiquiátricos, están bajo una situación muy incapacitante. En muchos de los casos dependen del tratamiento hipnótico para volver a una vida normal. Consecuentemente, las expectativas de éxito deben ser más altas y la motivación para continuar con el tratamiento beneficioso mucho más elevada que en los voluntarios sanos que dedican una hora de su tiempo para contribuir a un interesante experimento. Por esta razón, las implicaciones motivacionales en un experimento no son las mismas que en un tratamiento clínico.

5. Los objetivos que se tratan de lograr con la aplicación de la técnica

Generalmente, en los experimentos con hipnosis se requiere de unas variables exactas como son: a) usar individuos que no hayan tenido entrenamiento previo en hipnosis; b) grupos seleccionados previamente de acuerdo a su nivel de sugestionabilidad, ya sea como variable de correlación de resultados o variable independiente; c) empleo de técnicas de inducción y sugestiones específicas estándar; d) utilización de sugestiones específicas hechas para provocar un determinado comportamiento hipnótico (reducción de percepción del dolor, respuestas emocionales específicas) se efectuarán de forma estandarizada para todos los individuos voluntarios del experimento. Bajo el tratamiento clínico, las condiciones del proceso hipnótico son muy variables y, generalmente, se adaptan a las características emocionales del paciente. Las técnicas a seguir igualmente son muy diferentes, dependiendo del problema que se va a tratar. Es así como el entrenamiento es fundamental para lograr que el paciente alcance su máximo provecho y obtener excelentes resultados terapéuticos. En este sentido, los objetivos de la hipnosis experimental y clínica son diferentes, por lo tanto no es raro que los resultados finales también lo sean.

LA HIPNOSIS EN PSICOTERAPIA

Desde hace muchos años se viene reconociendo el papel que cumple la hipnosis en las terapias que se enfocan en su uso, y se ha visto su eficacia especialmente en el tratamiento de los distintos trastornos de ansiedad. Se ha demostrado que la hipnosis es muy eficaz al aplicarse también las técnicas cognitivo-conductuales en conjunto. Esto se puede deber al hecho de que los resultados de algunas investigaciones muestran que aquellos que padecen alguna fobia, pueden ser sugestionados o hipnotizados con más facilidad que la población que no padece este tipo de trastorno. A la hipnosis utilizada con fines terapéuticos también se le conoce como hipnoterapia, valiéndose de la técnica para lograr que inconscientemente se encuentre la cura a varias enfermedades.

Dentro de las técnicas cognitivo-conductuales, la hipnosis ha logrado varios beneficios, dentro de los cuales se encuentran: ahorro en el tiempo estimado para el tratamiento, grandes expectativas de los pacientes en cuanto a los resultados de la terapia con hipnosis, el efecto placebo, el empleo de técnicas de imaginación vívidas y realistas, la adaptación de la hipnosis a diversas patologías clínicas, la utilización de sugestiones específicas guiadas a un objetivo, la utilización de técnicas de relajación más o menos explícitas.

Como vimos en el apartado anterior, la hipnosis también tiene un amplio campo en la investigación experimental. Pero presenta la desventaja de que tiene muchas formas diferentes de proceder para lograr cambios, específicamente en el campo de la salud, al igual que en otros como el educativo, deportivo o forense. La hipnosis clínica, por su parte, tiene una más amplia evidencia acumulada en muchas especialidades, las cuales veremos con más detalle a continuación:

Manejo del dolor

Una de las áreas más evaluadas, en cuanto al tratamiento con hipnosis se refiere, es la del manejo del dolor, demostrando su eficacia tanto en los casos en los que se presenta un dolor agudo, como uno crónico. A lo largo de los años se ha visto que la hipnosis para el manejo del dolor se ha establecido como un tratamiento eficaz y empíricamente reconocido. En estudios realizados por Mendoza et al. (2009), se evidenció que la hipnosis puede aliviar hasta un 75% del dolor en la población, incluyendo varios tipos. Generalmente, los resultados de la investigación muestran una reducción del dolor de moderada a alta en los ámbitos tanto experimental como clínico, lo que demuestra la eficacia de la hipnosis en el manejo del dolor. De esta misma manera, los resultados exponen que las técnicas de analgesia hipnótica fueron más efectivas que la medicación. La utilización de hipnosis para el manejo del dolor también ayuda al paciente en el manejo de la ansiedad, mejor eficiencia del sueño y una alta calidad de vida. En cuanto al tratamiento con hipnosis para los dolores de cabeza y las migrañas, ésta cumple con los criterios de investigación en tratamientos clínicos, considerándose un método eficaz y bien establecido, y resaltando que no se encontraron efectos secundarios ni riesgo de situaciones adversas, bajando el gasto en medicación con respecto a los tratamientos tradicionales.

En el tratamiento del dolor crónico y agudo en adultos, el uso de la analgesia hipnótica mostró que disminuye bastante los diferentes tipos de dolor, frente a otros tratamientos estándar. Las terapias en las que se usa la hipnosis para reducir el dolor han dado mejores resultados que las que no la utilizan. Dentro de los factores que influyen en la efectividad del tratamiento hipnótico se encuentran el grado de sugestionabilidad del paciente, tal como la expectativa que se tiene sobre los resultados del tratamiento, y la habilidad del profesional que realiza el procedimiento.

Dentro de los estudios hechos en el tratamiento de la hipnosis para el dolor hay uno que se destaca, y es el uso de la hipnosis para reducir los dolores de parto. Se hizo mucho más fácil la labor de parto al reducir los dolores por medio de la hipnosis y una experiencia más satisfactoria al dar a luz, un parto con menor duración y poco uso de analgésicos en ese momento. Además se ha visto que la hipnosis ayuda al manejo de la ansiedad en el caso de partos prematuros o múltiples. La utilización de hipnosis para reducir los dolores del parto ha tenido un gran impacto y amplia aceptación en las mujeres que lo han experimentado al momento de dar a luz.

De este modo se puede concluir que el primer campo de estudio y en el que más se han evaluado los resultados experimentales para la aplicación de la hipnosis clínica es el del tratamiento para el dolor, agudo o crónico, tanto en niños como en adultos.

Tratamiento de la depresión

En el caso de la depresión se han unido dos tratamientos, la terapia convencional cognitiva comportamental y la terapia bajo hipnosis, a la cual llamaremos *hipnoterapia cognitiva*, hallándose que los pacientes tratados bajo este método obtuvieron resultados más eficaces para la depresión que los que únicamente trataron bajo el esquema de terapia cognitiva comportamental. Igualmente, se ha visto que en pacientes que sufren trastorno depresivo existe una gran aceptación del tratamiento con hipnosis, pues no significa una mayor reducción de la calidad de vida, aparte de la que ya tienen al padecer su trastorno como lo sería al ser tratados con antidepresivos. De todas formas, al haber pocos estudios sobre esto es mejor considerar el tratamiento con hipnosis como coadyuvante al tratamiento farmacológico o terapéutico en pacientes que padecen estados de depresión, tal vez por el hecho de que al utilizar sugestiones en la técnica de hipnosis, se espera ayuda de ésta al tratamiento, evidenciándose mejoras.

Problemas de ansiedad

Al igual que con los problemas de depresión, la hipnosis se utiliza mucho en conjunto con la terapia cognitiva conductual para tratar los trastornos de ansiedad. Se han hecho estudios en fobia social al aplicar hipnosis cuando se tiene que hacer un discurso público, obteniendo excelentes resultados, disipándose más fácilmente la ansiedad en los pacientes hipnotizados que en los que habían sido sometidos a terapia cognitiva-conductual. Dentro del tratamiento de trastornos de pánico con agorafobia hay muy pocos estudios, señalando básicamente que las técnicas de relajación hipnótica e imaginación son muy útiles para hacer más agradable el tratamiento de exposición, dentro de la intervención para la agorafobia. La hipnosis se utiliza también para reducir la ansiedad por claustrofobia en pacientes que van a ser sometidos a una resonancia magnética, viéndose una alta efectividad en el tratamiento con hipnosis reduciéndose la utilización de fármacos, ya que éstos pueden alterar el resultado de la resonancia. En conclusión, la utilización de la hipnosis, ya sea sola o como coadyuvante en la terapia cognitiva conductual, presenta muy pocos datos en cuanto a los tratamientos para los trastornos de ansiedad. Esto es bastante sorprendente, debido a que gran parte de los procedimientos que se usan en la terapia cognitiva conductual para la ansiedad están basados en métodos muy similares a la hipnosis, como son la desensibilización sistemática en imaginación, el entrenamiento en imaginación emotiva, el manejo de ansiedad por métodos de autoayuda, la relajación controlada por señal, entre otros.

Contra las adicciones

Éste es otro campo en el cual la hipnosis se ha utilizado ampliamente. Los primeros datos corresponden al año 1889, encontrándose la utilización de hipnosis para el tratamiento del alcoholismo. Sin embargo, después de ello, en tratamientos para adicción al alcoholismo específicamente hay muy pocos estudios. No obstante, los pocos estudios muestran muy buenos resultados en los cuales la abstinencia a tomar alcohol se mantenía a lo largo del tiempo, sin presentar recaídas. En el caso de la adicción al juego, la evaluación de la hipnosis como tratamiento ha sido muy efectiva, aunque cuenta con pocos estudios, los resultados son muy escasos y no han tenido mucha relevancia.

Pero en el caso de la adicción al tabaco, es donde más se han hecho investigaciones, experimentos y tratamientos, siendo documentados por primera vez cerca del año 1847; en varios estudios se ha demostrado que la hipnosis combinada con otros tratamientos para la adicción al tabaco, ha dado muy buenos resultados. Según estos estudios, las intervenciones hechas con hipnosis se muestran muy eficientes para la condición en la cual no existe tratamiento, e igualmente que con otros padecimientos que hemos visto, funciona mucho mejor al combinarse con terapia cognitiva conductual. De acuerdo al sexo del paciente, existen diferencias en el tratamiento para dejar la adicción al tabaco, siendo más exitosas en hombres que en mujeres, pero en los tratamientos donde no se utiliza hipnosis suelen presentarse estas mismas características, lo que indicaría que en la hipnosis el factor sexo no es determinante. En conclusión, la hipnosis es una técnica que ayuda en el tratamiento de la adicción al tabaco, pero hacen falta más investigaciones al respecto. Sin embargo, la hipnosis se considera en la actualidad un procedimiento bastante eficaz, con la ventaja que da la reducción de costos con respecto a otros tratamientos, lo que ha hecho que aumente su uso en las intervenciones clínicas, siendo una de las técnicas más utilizadas para dejar de fumar.

Para el manejo de trastornos psicosomáticos

El manejo de trastornos psicosomáticos se ha visto beneficiado del uso de la hipnosis; comparándolo con tratamientos convencionales, la hipnosis se ha utilizado en tratamientos para hipnosis clínica, más específicamente para el tratamiento de los síntomas, y en pocas ocasiones analizando factores de mantenimiento, cogniciones y emociones. Por esta razón se debe considerar hacer investigaciones sobre la efectividad de la hipnosis, no sólo para el tratamiento de los síntomas, sino también para los otros componentes de los trastornos psicosomáticos.

Tratamientos de traumas

Para el tratamiento de diversos traumas, la hipnosis ha tenido efectos muy benéficos. Al tener en cuenta que los procedimientos utilizados para tratar diversos traumas bajo hipnosis pueden realizarse fácilmente, y que los procedimientos hipnóticos son útiles para integrar y modular recuerdos traumáticos, la hipnosis en este caso puede considerarse un tratamiento prometedor para mejorar los síntomas de la ansiedad por estrés postraumático de los pacientes que han sido afectados por algún trauma. De este mismo modo, hay estudios que demuestran que las personas afectadas por un trastorno de estrés postraumático son mayormente hipnotizables, y por tanto, se pueden ver beneficiadas de la hipnosis mucho más que otros pacientes.

Contra la obesidad

Al igual que en los anteriores padecimientos, en el caso de la obesidad la hipnosis tiene gran eficacia cuando se realiza en conjunto con la terapia cognitiva comportamental. La hipnosis es de gran ayuda pues se ha observado que después del tratamiento de terapia cognitiva comportamental en el que se hace plan de control de estímulos, relajación, registro de peso diario, y además hipnosis, estos pacientes en el tiempo después del tratamiento siguen con la metodología y bajando de peso, en tanto que los que no recibieron hipnosis el tratamiento llegó hasta finalizadas las sesiones de terapia cognitiva comportamental. La hipnosis en el tratamiento de la obesidad principalmente se da a las sugestiones provocadas, reducen en el tiempo la ansiedad de comer, adhiriéndose a los tratamientos de terapia cognitiva comportamental con más rigor y con más motivación por parte del paciente al ver resultados efectivos para el manejo de su obesidad.

En diferentes tratamientos médicos

La medicina es la rama más amplia donde se han hecho tratamientos bajo hipnosis clínica, dando resultados formidables no sólo en la reducción de los síntomas, sino en la disminución de tratamientos farmacológicos de alto costo en algunos casos de enfermedades consideradas crónicas y debilitantes. Como veremos a continuación, son muchas las especialidades médicas que utilizan la hipnosis como tratamiento coadyuvante a tratamientos farmacológicos o terapéuticos, obteniendo excelentes resultados.

- *Problemas gastrointestinales:* Actualmente, con la mala preparación de los alimentos, el estrés de la vida diaria y el consumo de productos industrializados altos en conservantes y estabilizantes, se ha disparado el padecimiento de problemas gastrointestinales, siendo el más común en la actualidad el síndrome de colon irritable, caracterizado por diarrea y estreñimiento alternantes y fuertes dolores abdominales. Este síndrome se caracteriza también por el estrés emocional, que provoca el aumento de sus síntomas, llevando a sufrimiento físico y emocional que afecta notablemente la calidad de vida de las personas afectadas, siendo incapacitante para muchas de ellas. En más de la mitad de los casos, los tratamientos médicos resultan poco eficientes para su mejoría, lo que hace viable la búsqueda de nuevas alternativas. El tratamiento alternativo hasta el momento más eficaz para este padecimiento es la terapia cognitivo comportamental asociada a la hipnosis. Muchos estudios confirman que el tratamiento con hipnosis tiene un alto impacto a través de los años en gran parte de los pacientes que padecen el síndrome de colon irritable, aportando mejoría a los síntomas intestinales, así como al bienestar emocional y la calidad de vida. En muchos de los casos, la sola reducción del estrés a través de hipnosis, hace que baje el número de deposiciones diarias y la intensidad del dolor abdominal. En conclusión, se puede decir que la hipnosis es un método seguro para aliviar los síntomas a largo plazo de los pacientes con síndrome de colon irritable, por eso se vuelve necesario hacer más investigaciones en el campo de la hipnosis para los padecimientos gastrointestinales, ya que se han visto muy buenos resultados.

- *Diabetes:* En el caso de la diabetes, el estrés es un factor que aumenta la gravedad del padecimiento del paciente, por eso la hipnosis también ha sido utilizada para reducir los niveles de estrés y mejorar la condición clínica del paciente. También se puede pensar que en la diabetes se presenta una insuficiencia circulatoria periférica, que generalmente afecta los pies. Esto, como consecuencia de que los vasos sanguíneos se ven afectados por los altos niveles de glucosa en la sangre, y esta mala circulación en muchos casos hace que los pies sean afectados por infecciones que pueden llegar a gangrenarse. Se tiene la hipótesis de que la hipnosis puede ser eficaz en el aumento de flujo sanguíneo, logrando la mejoría de lo que se conoce como pie diabético, pues sabemos que el sistema vascular puede ser susceptible a estímulos psicológicos.

- *Preparación antes de una cirugía:* Para muchos pacientes las intervenciones quirúrgicas son fuente de mucho estrés por las consecuencias que esto acarrea, en muchos casos provocado por el conocimiento que dan los médicos y anestesiólogos de posibles dificultades que se puedan presentar, tanto así que en muchos casos es necesario firmar un consentimiento informado para realizar cualquier procedimiento. En estos casos, la hipnosis se ha utilizado para liberar al paciente de la ansiedad provocada por la intervención quirúrgica que se le va a realizar, enseñando a muchos pacientes estrategias de afrontamiento ante la cirugía. En muchos casos se ha visto que la hipnosis también ha reducido la medicación antes y después de la cirugía para el manejo del dolor y el sangrado, logrando una recuperación más rápida.
- *Oncología:* Se ha mostrado que la hipnosis tiene varios usos en el tratamiento de las personas que padecen cáncer: reduce el dolor, disminuye la ansiedad ante procedimientos médicos y disminuye la cantidad y frecuencia de vómito tras los procedimientos de quimioterapia. Esto se hace utilizando el método de hipnosis de relajación muscular progresiva e instrucciones para usar la imaginación guiada. También la hipnosis en tratamiento conjunto con la terapia cognitivo comportamental ayuda a reducir el nivel de fatiga de los pacientes tras un tratamiento con radioterapia.
- *Problemas en la piel:* Las condiciones dermatológicas más comunes en las que se ha visto éxito con tratamientos de hipnosis es en la ictiosis, eccema, verrugas y psoriasis, siendo estas dos últimas las más estudiadas. La psoriasis en un trastorno inflamatorio benigno, agudo o crónico, que se da debido a causas psiconeuroinmunológicas; la psoriasis tiene un componente genético, se desarrolla principalmente en hombres y se salta una generación. La sintomatología incluye una especie

de llagas muy resecas en la piel, especialmente en partes del cuerpo con poco acceso al sol, como son la cabeza cubierta por el cabello o los dedos en la parte que queda bajo las uñas. A nivel médico, las llagas proliferan rápidamente cuando la persona presenta altos niveles de estrés, por eso el tratamiento de hipnosis ha sido altamente efectivo en la reducción del estrés lo que redunda en la disminución de las llagas. Para el tratamiento de las verrugas, se ha observado que la hipnosis reduce el picor de éstas, generando cambios estructurales y disminuyendo las lesiones de la piel.

- *Asma:* Las personas que padecen asma presentan síntomas respiratorios muy fuertes, como son dificultad para respirar, ataques de sibilancias, opresión en el pecho y tos. El empleo de la hipnosis en conjunto con broncodilatadores, utilizando los métodos de desensibilización, distracción y sugestiones por relajación, logran una disminución de la utilización de servicios médicos debido a la reducción de síntomas. La técnica que se utiliza es hacer creer al paciente que inhala un broncodilatador, cuando en realidad se reemplaza por un gas inerte o aire del ambiente, logrando que los pacientes más hipnotizables reduzcan la sintomatología asmática. Así mismo, la hipnosis se utiliza con alta eficacia para reducir los estados emocionales que exacerban la obstrucción de las vías respiratorias al presentarse las crisis asmáticas.
- *Inmunología:* Se han realizado muy pocos estudios sobre el efecto de la hipnosis en el funcionamiento del sistema inmune, en donde se sugiere una influencia de la hipnosis en la salud de la persona a largo plazo, siendo esto de relevancia sobre la función inmune en relación al impacto positivo sobre las implicaciones clínicas.
- *Hipertensión:* En este caso, nuevamente la hipnosis funciona como tratamiento complementario a la terapia cognitiva comportamental, principalmente con la técnica de autohipnosis, observándose que bajo hipnosis se logra una reducción de la

presión sanguínea en el corto, mediano y largo plazo.

- *Otorrinolaringología:* En el caso de esta especialidad se han hecho estudios de la utilización de la hipnosis para el manejo del tinnitus, que se conoce como la percepción de pitidos en el oído humano, en ausencia del correspondiente sonido externo. La hipnosis ha sido clave para reducir el tinnitus tanto en las sesiones de tratamiento como en el corto plazo, es decir, aproximadamente dos meses después de la intervención.
- *Odontología:* La hipnosis tiene una amplia gama de aplicaciones en el tratamiento odontológico, algunas de las cuales son: ayuda a los pacientes a relajarse ante los procedimientos odontológicos estresantes, reduciendo la ansiedad anticipatoria que se da ante las inyecciones y otros procedimientos dentales, mejora la tolerancia a prótesis de ortodoncia; mejora los hábitos orales; reduce el uso de anestesia y sedantes ante los procedimientos, aumenta el control del sangrado y la salivación, disminuye el dolor ante las diferentes intervenciones y aumenta la adhesión a las recomendaciones dadas por el odontólogo acerca de la higiene oral. Igualmente, como hemos visto en casos anteriores, la hipnosis funciona mejor cuando se aplica como complemento a la terapia cognitiva comportamental en casos de ansiedad ante procedimientos odontológicos. Otro campo odontológico relacionado, y en el que la hipnosis ha tenido una gran acogida, es el relacionado con el tratamiento del bruxismo. El bruxismo consiste en el rechinar o apretar los dientes de manera inconsciente, en muchas ocasiones cuando se está dormido. Suele estar asociado a problemas de estrés, rabia o cólera, o en muchos casos también proviene de problemas neurológicos. El bruxismo puede causar fracturas en los dientes, resquebrajamiento del hueso que sostiene los dientes y, en el caso de que sea muy grave, fractura de la mandíbula. A través de la hipnosis y por medio de sugestiones, se induce al paciente a que deje de apretar o rechinar los dientes en cuanto empiece a hacerlo, y a que relaje los músculos de la mandíbula,

intentando pasar a un sueño más profundo y relajador.

Uso en la pediatría

La hipnosis se ha utilizado en pediatría para tratar una amplia variedad de problemas en niños, ya que éstos se consideran más sugestionables que los adultos; se piensa que los tratamientos a través de hipnosis en los niños pueden obtener iguales o mejores resultados que en los adultos.

Es sabido que muchos niños presentan enuresis nocturna, que es una micción de orina involuntaria ocurrida durante el sueño, considerándose que desde el punto de vista psicológico se relaciona con alteraciones de la personalidad a causa de factores principalmente familiares y emocionales; desde este aspecto es que se ha utilizado la hipnosis para reducir esos factores emocionales que producen la enuresis nocturna. Esto ha sido un gran avance, ya que el tratamiento tradicional se hace con imipramina, un fármaco que puede generar a futuro otros problemas en los infantes.

La hipnosis se utiliza para tratar una amplia gama de padecimientos en niños, como lo son problemas de aprendizaje, dentro de los cuales se vio que al utilizar procedimientos hipnóticos se obtuvo una mejora significativa en la autoestima, los estados de ansiedad y la salud en general de los niños que presentan este problema.

Otro caso en el que se aplica la hipnosis es para tratar problemas pulmonares en niños, muy frecuentes sobre todo en la primera etapa de la infancia que corresponde desde el nacimiento hasta los cinco años, encontrándose que bajo el tratamiento de hipnosis mejoraron los síntomas de ansiedad, dolor en el pecho, disnea, hábito de toser, asma, hiperventilación y disfunción de las cuerdas vocales.

Como en el caso de los adultos, la hipnosis para el tratamiento del cáncer infantil se ha visto evaluada en los síntomas que presentan los niños después del tratamiento de quimioterapia y que suelen ser muy molestos, como lo son las náuseas y los vómitos, presentándose una reducción significativa de éstos al utilizarse la hipnosis. La metodología utilizada para este caso es a través de la imaginación produciendo un gran alivio en los efectos secundarios de la quimioterapia. Inclusive, se puede considerar que al tener tan excelentes resultados en el tratamiento de los síntomas posteriores a la quimioterapia, también se puede utilizar para el alivio del dolor y malestar que se produce tras algunos procedimientos químicos, logrando que la estancia en el hospital sea más llevadera para estos niños, sin ningún efecto adverso.

Así como en oncohematología se encuentra el uso de la hipnosis muy beneficioso para los niños, resulta muy útil en otros procedimientos médicos o quirúrgicos que generan un gran dolor y provocan una ansiedad previa muy fuerte. En muchos casos el uso de hipnosis reduce el tiempo de permanencia en el hospital después de un procedimiento quirúrgico, al igual que la disminución en el uso de analgésicos.

Los efectos de la hipnosis, como ya lo hemos comentado, tienen múltiples usos en la pediatría; en el manejo de los dolores de cabeza en niños y adolescentes, la hipnosis, bajo el método de la imaginación, reduce altamente la frecuencia e intensidad de los dolores de cabeza en el corto, mediano y largo plazo, así como disminuye el uso de medicamentos.

En el caso de niños con enfermedades crónicas, como lo son las enfermedades huérfanas o raras, o niños con enfermedades renales y que deben ser sometidos de manera continua a exámenes de laboratorio médico, es una fuente de estrés y de angustia el uso de agujas para la toma de muestras de sangre; se ha encontrado un efecto muy positivo en el uso de la hipnosis, no sólo porque reduce la ansiedad sino porque también disminuye el dolor por las agujas y el provocado por las sondas, en el caso de exámenes de orina.

Dentro de la especialización de urología pediátrica, se ha visto que a los niños sometidos a un examen muy doloroso llamado *cistouretrografía retrógrada miccional*, básico para evaluar las infecciones del tracto urinario y el reflujo vesicoureteral, la utilización de hipnosis ayuda a disminuir el malestar y el dolor producido por la prueba lográndose una mayor adhesión del paciente tanto a la evaluación inicial, como a los seguimientos, mejorando la eficacia en el tratamiento.

En el área de la gastroenterología pediátrica, los tratamientos con hipnosis hechos a niños que padecen dolor abdominal funcional o síndrome de colon irritable, al igual que en los adultos, han mostrado muy buenos resultados, exhibiendo una amplia reducción del dolor abdominal y de los síntomas del síndrome de colon irritable.

En el plano odontológico, la hipnosis puede ser eficaz en la reducción de la ansiedad y el dolor en niños que van a ser sometidos con anestesia dental.

Finalmente, analizaremos desde el punto psicológico y del comportamiento las aplicaciones clínicas de la hipnosis en la pediatría. La hipnosis como tratamiento complementario en procedimientos médicos y psicológicos se caracteriza por ser muy eficiente y eficaz en una amplia gama de tratamientos, tanto médicos como psicológicos, ofreciendo una mejor calidad de vida para los niños. Dentro de las diferentes aplicaciones clínicas, la hipnosis ha mostrado un gran avance a través de los años, principalmente en tratamientos para el dolor, la depresión, obesidad, trastornos del sueño, enuresis infantil, asma y muchas otras.

Así, pues, como conclusión a este capítulo, podemos decir que la **hipnosis en psicoterapia** tiene una amplia gama de aplicación tanto en procedimientos médicos como psicológicos, pero aún falta mucho camino por recorrer. Sin embargo, podemos afirmar que la hipnosis es el complemento perfecto a los tratamientos médicos convencionales y, como hemos visto, puede ayudar a aliviar gran variedad de problemas físicos, así como trastornos psicológicos, teniendo la precaución de trabajar en asociación con el médico especialista en los diferentes padecimientos. En caso de estar tomando algún medicamento, lo más conveniente es informarlo al profesional que va a realizar la hipnosis, con el objetivo de que no afecte el estado de ánimo, la capacidad verbal o de concentración, y así poder someterse de una forma más tranquila a un tratamiento terapéutico a través de la hipnosis. En resumen, podemos decir que el uso de la hipnosis es eficiente en el campo de la salud, puesto que incrementa la eficacia de los servicios médicos, generando mayor satisfacción al paciente y un ahorro en tiempo y dinero en relación a todo lo que supone la administración pública de los servicios de salud.

ADIÓS CRISIS DE PÁNICO

LA CRISIS DE PÁNICO TIENE CURA

¿CON QUIÉN CONSULTAR?

Como hemos revisado largamente en este libro, la crisis de pánico puede confundirse con otros trastornos ansiosos, o enfermedades que requieren tratamiento médico. Las estrategias de los abordajes clínicos pueden ser muy diferentes. De tal manera, de no haber evaluado previamente a Andrés, el paciente al que solicité un examen médico para descartar un posible problema en la tiroides, no habría abordado a tiempo los tumores que justamente tenía en dicha zona.

A diario me encuentro cada vez más con instituciones o personas que ofrecen formación en hipnosis. Esto supone entonces que cualquier persona, independientemente de su formación previa, algunos con profesiones u oficios sin ninguna relación con salud y otros sin formación alguna salvo la escolar, se transforme gracias a estos cursos en "hipnoterapeuta". Es decir, personas que sienten que cuentan con todas las herramientas necesarias para tratar pacientes con las más variadas dolencias o problemáticas. Esta situación es muestra en muchos países, de un creciente intrusismo profesional, o un modo simple de entender los conocimientos previos de las terapias, o incluso de la medicina.

Los hipnoterapeutas, que en ocasiones realizan un circuito más amplio de estudios que no requieren requisitos previos, como reiki, flores de bach, tapping, PNL, entre tantas otras, terminan instalando consultas clínicas, auto proclamándose como "terapeutas holísticos".

No es mi intención desacreditar a ese grupo de personas que buscan un nuevo nicho laboral u oportunidades de cumplir con una vocación muchas veces legítima de ayudar al prójimo. El problema se da en que los conocimientos adquiridos en estos breves cursos no alcanzan a tener contenidos ni exigencia académica que permita acreditar los conocimientos mínimos requeridos para este tipo de consulta. No basta con tener amor al paciente y una intención de ayuda. Sin duda, se requiere formación y años de experiencia.

En la clínica me encuentro con pacientes que a través del reiki, las flores de bach u otras herramientas, han conseguido una gran utilidad en muchos aspectos de su vida y salud mental. Es por ello que deben ser evaluados los motivos de consulta y el verdadero currículum de cada uno de estos terapeutas.

Por otra parte, el problema de contar con terapeutas no especialistas no sólo radica en que el tratamiento no sea efectivo. También en ocasiones pueden ser iatrogénicos, es decir, que su "terapeuta sanador" finalmente termina dañando aún más al paciente. En una ocasión un paciente con crisis de pánico acudió a mi consulta con una profunda depresión y graves sintomatologías secundarias. Al indagar las soluciones intentadas, me relató haber ido a un "terapeuta" quien le señaló que su problema se debía a que habitaban espíritus oscuros en su cuerpo. Ese terapeuta estaba hablando de demonios que era capaz de "exorcizar" a través de quién sabe qué rituales. Por lo mismo, la mezcla entre la terapia y las creencias religiosas o místicas de los terapeutas por lo general no resulta ser una buena combinación. Ese paciente no volvió nuevamente a la consulta de aquel "terapeuta", pero el pensar que podría ser cierto que dentro de sí habitaran seres malignos le incrementó muchísimo las crisis tanto en frecuencia como en intensidad, además de aparecer una fuerte depresión.

No quiero tampoco decir con esto que los psicólogos o psiquiatras no cometamos errores en los diagnósticos clínicos o tratamientos, pues los hay a diario, pero la formación previa universitaria en torno a enfermedades y problemáticas de la salud mental, y la permanente actualización en seminarios y congresos del área disminuyen la posibilidad de equivocarse.

ORÍGENES DE LA CRISIS DE PÁNICO, SEGÚN MODELO CHC

La clave, un buen diagnóstico

Como en todo enfrentamiento en un tratamiento clínico, un buen diagnóstico es clave. Es por ello que el profesional debe realizar una muy completa sesión de entrevista para comprender bien si se trata a o no de crisis de pánico. En ocasiones, como se ha expuesto en capítulos anteriores, el paciente no presenta la sintomatología más habitual, como palpitaciones, sudoración de manos, o sensaciones de desvanecimiento. Por el contrario, podría contar con sintomatología que cueste diferenciar de otras patologías.

Debe tenerse en cuenta cuándo comenzó, si fue con consumo de drogas o alguna otra sustancia. Y si fue así, conocer si la crisis ha ocurrido una vez o en varias ocasiones.

Otro aspecto importante entonces será la realización por parte del paciente de un buen chequeo médico previo. En una muy importante clínica privada de Chile, una paciente se encontraba dando a luz. Posterior al parto la paciente comenzó a sentir taquicardia y le avisó a las enfermeras y a su médico tratante. Éste le señaló que se trataba de crisis de pánico y/o del inicio de una posible depresión post parto. Durante dos días fue tratada como "la histérica del post parto" y le insistían que se trataba de una crisis de pánico, que se trataba de algo mental y que se tranquilizara. La paciente dos días después falleció de una trombosis. Claramente sus síntomas respondían a otra condición de salud.

Con esto no quiero alarmar a quienes padecen de crisis de pánico haciendo sentir que pueden fallecer en cualquier momento, pero es fundamental en primer lugar descartar cualquier posible enfermedad a partir de exámenes y posterior visita al médico. En el momento en que se descarten componentes completamente fisiológicos será hora de acudir a la terapia. Aun así, más del 80% de los pacientes que acuden a terapia ya han pasado por chequeos médicos, esto se debe a que los síntomas pueden confundirse con infartos, problemas cardíacos, intestinales, etc., lo que hace que por lo general seamos la segunda o tercera alternativa de solución.

También es importante comprender la historia del paciente. Como veremos más adelante, su historia de vida será de vital importancia en su tratamiento.

a. Consumo de drogas o abuso de sustancias

En capítulos anteriores señalo cómo en múltiples estudios sobre crisis de pánico se considera que hay sustancias que pueden gatillar una crisis. Eso al parecer es efectivo. En varias ocasiones he atendido a pacientes, por lo general jóvenes, que su primera gran crisis de pánico ha sido por consumo de marihuana, cocaína o éxtasis, entre otras.

Aun así, es posible entonces encontrarnos en este escenario con 3 respuestas sintomáticas en consumidores de drogas:

a. Consumo sin crisis de pánico y sólo obtienen el efecto propio de la droga.

b. Consume y presenta una gran y única crisis de pánico, sin volver a repetirse.

c. Al consumir se le gatilla la crisis de pánico y posteriormente ésta vuelve a repetirse en muchas oportunidades sin presencia de la sustancia.

Al encontrarnos con estos tres grupos es factible pensar: ¿por qué en algunas personas el consumo de sustancias puede activar una crisis y a otros no?

Para responder a esta pregunta lo hago a través de una metáfora:

Imagine por un momento que la crisis de pánico sea la expresión de un monstruo que habita en el interior de un sujeto. Este monstruo al despertar patea, grita y salta dentro del individuo. Siguiendo con esta idea, hay personas en las cuales habita en su interior este monstruo pero no se ha expresado pues se encuentra preso, dentro de una jaula de defensas psíquicas. Es decir, estas personas no han presentado nunca un episodio de crisis de pánico. El monstruo se encuentra en silencio y bajo control. De pronto, el consumo de una sustancia genera un desequilibrio, se abre la puerta de la jaula, el monstruo sale y comienza a expresarse. En algunos casos grita, patea para luego volver a la jaula y volver a la tranquilidad, pero en otras, el monstruo libre no vuelve a entrar a su prisión y se expresa con libertad.

Siguiendo con esta idea, los medicamentos psiquiátricos buscan adormecer a este monstruo, debilitarlo, que si grita sea esporádicamente o bien con menor intensidad. Al cabo de años de uso de medicamentos este monstruo se debilita o se duerme, pero no necesariamente se extingue, por lo general podría llegar a expresarse nuevamente con algo que lo gatille.

Nuestra propuesta terapéutica consiste en desnudar a este monstruo, comprender su origen, de modo que a medida que es escuchado, sea comprendido como un síntoma. Al escuchar el verdadero mensaje, el grito del monstruo pierde sentido, por lo que éste se va del mundo psíquico del paciente.

Bajo esta mirada, la marihuana o la cocaína no fueron los causantes de la crisis de pánico, sino más bien el detonante para que la predisposición se expresara.

Por lo mismo, que existan muchas personas que al consumir distintas drogas no experimenten crisis de pánico se debe sencillamente a que dentro de ellos no habita ningún monstruo.

b. Antecedentes genéticos

Como señalamos en el primer capítulo, todo parece apuntar a que cada día se encuentra más evidencia de factores genéticos en las crisis de pánico y en los trastornos ansiosos. Las evidencias comienzan en estudios en gemelos dados en adopción a distintas familias, y en las que ambos experimentaron crisis de pánico.

Investigadores del Centro de Regulación Genómica han descrito un gen llamado NTRK3. Cuando ocurre una desregulación de dicho gen produce cambios en el desarrollo cerebral que conllevan la aparición de mucho miedo.

A pesar de que la sensación de miedo en las personas puede ser normal, en quienes padecen crisis de pánico se produce una sobrerreacción del hipocampo y una activación alterada del circuito de la amígdala, que condiciona una alteración del contenido del pensamiento dejando a la luz no una simple sensación de miedo, sino una sobrecarga de ideas fóbicas y sobrevaloradas.

El trastorno de pánico, al igual que otros trastornos neuropsiquiátricos, exhibe un patrón complejo de herencia, que probablemente requiera la interacción de varios genes y factores ambientales que pueden predisponer a las personas al trastorno, pero no siempre conducen a su expresión clínica completa.

Continuando con el ejemplo del monstruo, podríamos decir que hay familias con predisposición a que cuando se producen ciertos factores desarrollen como respuesta sintomática este monstruo.

Podríamos decir que la crisis de pánico viene a ser otra alarma o sintomatología psicosomática, como colon irritable, psoriasis, úlceras, en donde el cuerpo expresa ansiedades o dolores emocionales, todas con una importante carga genética.

Es así como la ansiedad y las crisis de pánico serán respuesta de una psiquis que tiene una predisposición a orientar la emoción desde esa vía. Pero, como sabemos, no será la única forma en que el mundo interno orientará sus conflictos internos. De esta manera podremos encontrarnos con personas que somatizan las emociones reprimidas directamente en el cuerpo, entre las que cabe mencionar la psoriasis, úlceras, colon irritable, entre otras, y aquellas que son altamente reprimidas hasta que, por decirlo de un modo simple, el pistón explota de la presión contenida y libera toda su energía. En este caso, nos referimos a personalidades limítrofes y psicopáticas. En este último caso, vemos sujetos con fuertes conflictos infantiles, con abandono parental, reprimidos emocionalmente, comportándose como sujetos aislados en sus colegios, y de pronto un día cualquiera llega con un arma y genera una masacre. De esta manera, al conocer las vidas de varios asesinos en serie en colegios en Estados Unidos, coinciden con lo expuesto en otras patologías, salvo que la estructura de personalidad se enmarcaría dentro de los cuadros más patológicos, y se le determina como trastorno de personalidad antisocial o bien de estructuras límites.

c. Duración de las crisis de pánico

Si usted fuera golpeado en su rostro con una bofetada o con el puño, ¿cuánto duró el golpe?

El golpe mismo probablemente tuvo una duración de un segundo, pero la sensación física y emocional puede sentirse durante todo el día o más.

En las crisis de pánico, el conocer el tiempo de duración es importante. Una sensación de temor, angustia y/o ansiedad durante todo el día no podría ser clasificada como una crisis de pánico, sino más bien probablemente un trastorno ansioso generalizado.

Por lo general, en las crisis de pánico la expresión física presenta una duración que va entre los diez a los veinte minutos. Eso no quiere decir que posterior a la aparición de la crisis el paciente no se sienta devastado, y que este tipo de experiencia dure todo el día o más aún.

d. Experiencias traumáticas infantiles y abandono

Los pacientes con crisis de pánico tienen varios aspectos en común. Uno de ellos radica en su infancia. Más del 80% de éstos reportan consciente o inconscientemente (a través de regresión hipnótica) tener experiencias traumáticas. Cuando me refiero a traumas, me refiero a situaciones que van desde circunstancias simples pero dolorosas para un niño hasta situaciones de mayor complejidad.

Si el lector es alguien que padece crisis de pánico, una pregunta clave y que hago siempre en la primera sesión es "Hábleme de su infancia, ¿cómo fue?". La respuesta que se escucha con más frecuencia es *dura, difícil, nada buena, etc.* Por lo general, la respuesta se asocia a separaciones de los padres, pobreza, violencia, haber sido víctima de abusos sexuales, entre tantas otras experiencias.

Caso de Sofía

Sofía era una paciente que parecía no cumplir con estos parámetros que se repiten en personas que sufren crisis de pánico. Exitosa empresaria del rubro gastronómico, casada hace nueve años, dos hijos. Su primera crisis de pánico ocurre siete años atrás, poco tiempo después del nacimiento de su primera hija, el lugar donde le sucede es en su casa, en un agradable contexto familiar.

Ante la pregunta de su historia familiar nuclear, si existía algún tipo de inconvenientes en su infancia, me respondió:

-Muy feliz, me he criado en una hermosa familia, sin mayores contratiempos. Mis padres aún se encuentran juntos y cuento con una familia muy unida.

Al realizar la primera sesión de hipnosis regresiva exploratoria, Sofía se visualiza a los 3 años de edad siendo espectadora de una fuerte imagen. Su padre borracho golpea duramente a su madre. Ella observa esta escena con pánico, mucho miedo y angustia, siente que en cualquier momento su padre puede llegar a matar a su madre. Llora intensamente y al despertar vuelve confundida. Claramente eran recuerdos que no concordaban con la "hermosa familia".

En la sesión siguiente el misterio estaba resuelto, la paciente me refirió haber hablado de ese episodio ocurrido alrededor de 34 años atrás con sus padres. Posterior a la escena revivida por la paciente, su madre se separó por algunos meses. A consecuencia de esto el hombre trató su alcoholismo y desde ahí nunca más se repitieron esos actos violentos en su familia.

En muchas ocasiones el trauma infantil no ha sido reconocido o fue reprimido a nivel inconsciente, por lo que el paciente lo ha olvidado, o si lo recuerda no le da la connotación de real importancia.

Excepcionalmente, también se puede señalar varios hallazgos de pacientes que han tenido una infancia sin mayores dificultades o experiencias significativamente complejas, pero sí en su adolescencia.

A pesar de lo expuesto, hemos visto algunos casos en donde experiencias traumáticas no aparecen en el relato ni en trance. Pensamos que pueden ocurrir por dos motivos:

a. Las defensas intrapsíquicas del sujeto son tan fuertes que impiden que pasen a ser conscientes, posiblemente porque de suceder podrían desestructurar su yo.
b. Que no haya registro de eventos traumáticos infantiles ni en su adolescencia, y los gatillantes sean consecuencia de situaciones más recientes. En una ocasión atendí a una mujer de 37 años con crisis de pánico. En la entrevista inicial relata no comprender los motivos de la

angustia y los episodios de pánico. Al poco andar de la entrevista, e indagando en sucesos posiblemente relevantes de su vida, cuenta cómo desde los 20 hasta los 35 años fue víctima en silencio de violencia física por parte de su pareja. Se encontraba, al igual que muchas mujeres golpeadas, en una dinámica patológica, en donde sólo se toma la determinación de acabar con esa relación cuando los golpes propinados se dan en presencia de su hijo y las heridas en el rostro son tan severas que se hacen imposibles de ocultar ante su familia nuclear.

c. Figura de los padres, carencias afectivas, abandono y soledad

No es nuevo en psicología hablar de lo importante que son nuestros padres para nuestra salud mental. La relación familiar, el entorno, cómo fuimos educados, la sensación de protección, la relación emotiva establecida con ellos y las experiencias comunes vividas.

Cuando vemos personas que sufren de crisis de pánico podemos encontrar que en muchas ocasiones las figuras materna y paterna juegan un rol vital en el conflicto interior.

Así como revisamos en el punto anterior en el caso de Sofía, la experiencia vital inicial de crisis era posible identificarla en los golpes propinados por un padre alcohólico hacia su madre, y esto no era superado posteriormente con la rehabilitación del padre a su adicción. Ya se había formado una huella en la niña, el miedo ya se encontraba bajo su experiencia vital. Acá no sólo existía violencia, esa niña veía con pánico en su mente cómo su papá estaba matando a su madre. Es acá que surge un elemento que se repite en un alto número de pacientes con crisis de pánico: el temor al abandono o experiencias de abandono, ya sea físico o psicológico. Es decir, la separación de los padres puede llegar a ser un punto clave como semilla inicial.

Caso del actor TV

Hace unos años acudió a mi consulta un actor de TV de reconocida trayectoria. Cincuenta años de edad, casado hacía 8 años en una inestable relación. Llevaba veinte años con distintos tratamiento farmacológico que buscaban controlar los episodios de crisis de pánico sin mayores resultados. Al indagar sobre su infancia, señala haber tenido una infancia normal, a pesar de que sus padres se separaron cuando él tenía 7 años de edad. Que de niño le fascinaba la actuación, no comprendiendo la razón por la cual experimenta estas sensaciones "teniendo todo para ser feliz".

Cuando comenzó a trabajar en trance hipnótico sus experiencias de vida, aparece el recuerdo del divorcio de los padres. Pero no llega cualquier escena. Él junto a sus padres vivían en Concepción, en el sur de Chile, y se mudan de la ciudad a Viña del Mar, una zona costera de la zona central de Chile, a unos cuatrocientos cincuenta kilómetros de distancia entre ambas ciudades. El paciente se encuentra en trance y se observa en la casa de Viña del Mar, ya han pasado dos semanas que se mudaron, éste se acerca a su madre y le pregunta:

- Mamá, ¿cuándo va a llegar a la casa mi papá?
- Nunca, tu papá no va a volver más a la casa, nosotros nos separamos --la madre le responde.

En ese momento se instala en ese niño el abandono. Un padre que entonces se encuentra además lejos de la familia. Un abandono que conlleva miedo, sensación de desprotección. Alguien tiene que proteger a esa familia, que queda acéfala de un padre. Entonces, ¿quién asume ese rol? En este caso, él.

Posterior a esa imagen, y continuando con su proceso en trance, se observa de niño en una nueva escena, éste consuela a su madre, asistiendo a sus hermanos menores y transformándose en el "pilar de su casa".

Abandono por separación o ausencia de uno de los padres

Existen muchas formas de generarse experiencias de abandono por parte de un niño con sus padres. La más habitual se encuentra en la separación de los padres, en los que muchas veces los conflictos entre ambos genera que uno de ellos, por lo general el padre, abandone el hogar. Además las visitas comienzan a ser esporádicas, ya no está la lectura del cuento o beso de las buenas noches, deja de existir el desayuno diario todos juntos, o los fines de semana en familia. Las rutinas cambian bruscamente. Además, lo habitual será, al menos en la primera etapa, que el padre que continúa junto a los hijos se encuentra deprimido, con mal humor o al menos desgano. Toda esa familia debe comenzar un nuevo período de adaptación a una nueva realidad.

Pero no sólo el divorcio de los padres puede representar una forma de abandono. Hace años atendí a una mujer cuya primera escena en trance fue verse de niña a los cinco años abrazada a su hermano mellizo y ambos llorando amargamente y por largo tiempo cada vez que su madre se iba a trabajar. Alguien se podría preguntar por qué esos niños reaccionarían de tal modo bajo una rutina que poseen millones de mujeres en el mundo y en donde los hijos la viven como normal.

En este caso, se trataba de niños muy sobreprotegidos. La madre sólo se dedicaba a su cuidado y permanentemente estaba entregándoles mucho afecto, juegos y contención. Producto de problemas económicos, el matrimonio decidió que ella también debería trabajar, por lo que dejó al cuidado de sus hijos a una tía de los niños, quien sólo se hacía cargo de su cuidado. Ya no había juegos ni mimos y menos contención. La tía, al verlos llorar, sólo los miraba y seguía con sus labores de casa. Al año después la madre deja de trabajar y a hacerse cargo del cuidado y crianza de los hijos, pero ese suceso ya había dejado huella.

Otra forma de abandono físico está dado por la muerte de alguna figura altamente significativa desde los afectos, seguridad y/o contención. Es decir, no sólo hemos observado duelos de padres, sino también pueden ser tíos, abuelos. En general resultan pérdidas que dejan huella afectiva.

En una ocasión, una paciente en su proceso de terapia al evocar la pena, se conecta con una imagen de un duelo poco frecuente pero significativo, la muerte de su perro. El animal cumplía un rol de gran importancia para esa niña. Cada vez que sentía pena, rabia o se encontraba por alguna razón ansiosa, llamaba a su perro, lloraba junto a él, lo abrazaba, le hablaba y desahogaba en él sus emociones. Un día el perro muere atropellado por un automóvil. Nunca más esa niña pudo desahogarse, encontrar consuelo o escucha en nadie.

Abandono psicológico

Peroel abandono no sólo se muestra en las separaciones, muerte o abandono como tal. También se ha evidenciado en omisiones, falta de protección cuando era necesario, indiferencia y negligencia.

La presencia de abusos sexuales infantiles son frecuentes en personas que han sufrido este tipo de abandono. Es entonces como los padres no responden a tiempo o simplemente no lo hacen cuando los niños buscaron contención y auxilio. Una situación que muchas veces se repite ha sido el no validar el relato del niño. Los padres, o las figuras de protección, no les creen.

Conocí a una paciente que me narraba cómo de niña sufrió de abusos sexuales reiterados por parte de un hermano de su madre. Al momento en que la niña se armó de valor y le cuenta a su madre lo que estaba sucediendo, ésta no le cree y además es castigada "por mentirosa". Ella no contaba con un padre presente ni otra figura que la auxiliara. Hoy tiene cuarenta y tres años y guarda un profundo dolor y rencor por su madre, que no sólo no le creyó, sino que en la actualidad aún se reunía todos los miércoles a cenar junto al hermano pedófilo.

Este hecho relatado no corresponde a situaciones tan aisladas, recordemos la cantidad de abusos sexuales cometidos por los "hombres santos", algunos sacerdotes de la iglesia católica o de otras creencias, que hacían pensar que sus actos sólo podían ser parte de la imaginación de un niño.

Otra forma de abandono psicológico producto de un abuso sexual podría estar dada por la ausencia de señales claras de protección y acciones consecuentes hacia el agresor, a pesar de que el relato del niño haya sido escuchado y validado. Es decir, el niño fue escuchado, le creyeron pero los padres no hicieron nada al respecto, simplemente siguieron sus vidas, o actuaron débilmente cuando éste requería figuras de apoyo y contención.

Consecuencias emocionales del abandono

Como consecuencia de experiencias de abandono las personas, de modo consciente o inconsciente, experimentan una energía intrapsíquica que el cuerpo contendrá o liberará en emoción.

La emoción y su forma de expresión variarán de persona a persona, dependiendo de múltiples factores, como la etapa del desarrollo en que se encuentre el niño, la formación de su autoestima, experiencias previas, temores conscientes o inconscientes, entre tantos. Además, a medida que se va formando la estructura de personalidad del individuo, también será un factor respecto a la manera de encauzar la experiencia.

Aun así, resumiré básicamente en las siguientes las formas más comunes de emociones que encontramos cuando consultan:

- Rabia hacia la figura que abandona. Puede sentir ira y resentimiento. Por lo general, una emoción frecuentemente encontrada en pacientes.
- Rabia o ira hacia el padre o madre abandonada. Esta emoción puede aparecer en el contexto que el niño culpe a uno de los padres

por el abandono del otro. El abandonador se transforma así en la víctima y el abandonado en el victimario.

- Pena, emoción propia de un luto o una pérdida de una figura significativa. Si pensamos en duelos propios de la muerte o abandono físico, en donde se deja de contar con figuras que nos entregaron contención y afecto. En este caso la pena resultará ser una emoción normal de experimentar.
- La culpa es un sentimiento muy poderoso y dañino, que puede afectar gravemente a un niño. Éste se siente protagonista y causante del abandono. La culpa se ve acompañada posteriormente de vergüenza y aislamiento.
- Miedo o pánico consciente o inconsciente a futuros abandonos. Son personas que con frecuencia prefieren mantener relaciones amorosas tóxicas a terminar y sentir la experiencia de soledad o abandono. Sus vidas avanzan con pseudoindependencia, pero en realidad mantienen profundas dependencias afectivas.

Sentimientos de soledad

La experiencia de abandono por lo general lleva a las personas a retraerse en su mundo interior, experimentando sensaciones profundas de soledad. Eso posiblemente sea un factor importante para que el sujeto no exprese de manera sana sus emociones, pues no tiene soporte emotivo, y en caso de existir figuras cercanas, a partir de estas experiencias pierde la confianza en ellas y se retrae.

En algunas oportunidades he podido ver pacientes en donde el abandono es activado por ellos mismos. Personas que se sienten muy diferentes al resto de la familia, no parte de ella, aislándose de las rutinas diarias o viviendo en un mundo paralelo a lo que el resto realiza.

Puede tratarse de familias nucleares muy numerosas, con muchos hermanos y abundante vida familiar común, pero la paciente se refugia en su mundo interno. Como en el caso de la niña que sólo expresaba sus emociones a su perro. Éste reemplazaba a hermanos, padres e incluso amigos. La sensación de soledad entonces puede verse asociada a estos cuadros. Son personas que incluso posteriormente casadas y con hijos aún se sienten solas.

d. Represión de las emociones

Hasta el punto anterior cuesta pensar que miles de personas padecen de crisis de pánico en el mundo por experiencias difíciles en su infancia, adolescencia o adultez. Todos hemos sufrido la muerte de algún ser querido, de una mascota, abuelos, o sufrimos la separación de los padres. Muchas personas en el mundo lamentablemente también han sido víctimas de abuso sexual y no han recibido contención.

Es válido entonces preguntarse: ¿cómo es que no todos estos sujetos sufren de crisis de pánico?

Sobre la base de mi experiencia de tantos pacientes tratados, creo poder decir con propiedad que la represión emocional será otro de los factores claves.

Cuando hemos sufrido experiencias tristes, devastadoras en nuestra vida o injustas, muchos de nosotros lloraremos, gritaremos, expresaremos nuestra rabia o incluso entraremos en una depresión. Pero otro grupo de personas absorberán la emoción impidiendo que ésta salga hacia la consciencia.

Imagina la siguiente escena. Estás regando el jardín de tu casa, la manguera está conectada y abres el grifo para que salga el agua. Al inicio de la manguera hay un pistón que permite cortar y dar el agua. Aprietas el pistón y el agua sale con fuerza, riega las plantas y posteriormente sueltas el gatillo del pistón y el agua deja de correr por la manguera. De pronto, cuando vuelves al grifo a cerrarlo te das cuenta que se ha generado una gran poza de agua. La presión del agua, al tener bloqueada la salida, buscó otra vía para dirigir su presión. El agua representa las corrientes de emociones que vivimos. La pena por lo general la expresamos llorando, siempre y cuando permitamos que la emoción fluya, es decir, si el pistón está abierto. Pero si lo cerramos, la emoción deja de salir, o al menos no sale por la vía de una expresión saludable. La energía emocional busca salir y expresarse de cualquier forma. Es así que la emoción reprimida podrá expresarse a través de la somatización, es decir, buscará dar señales a través del cuerpo. Las más comunes serán entonces colon irritable, psoriasis, úlceras, entre tantas otras formas.

La crisis de pánico es entonces una evidente expresión de emociones reprimidas durante años, y las terapias más convencionales, médicas u otras disciplinas, no consiguen develar del todo.

En el caso clínico presentado anteriormente sobre el actor de televisión, en la entrevista inicial el paciente dice algo que se repite con muchísima frecuencia (por lo general en pacientes con crisis de pánico):

"Tengo gran dificultad para llorar, en especial para expresar emociones en mi vida diaria. En la televisión o el teatro tengo facilidad para llorar, reír o expresar mis emociones. Es raro, pero si me preguntas cuándo fue la última vez que lloré no lo recuerdo. Tampoco lloré para el funeral de mis padres".

Cuando en trance vuelve a revivir la noticia de la separación de sus padres reprime la pena, la almacena y asume inconscientemente que debe ser así, pues a partir de ese momento sería él el nuevo hombre de la casa, quien debe proteger y apoyar. El gran cambio ocurre cuando, aún en trance, se le induce nuevamente a revivir aquel momento, el momento exacto donde la madre le está diciendo que su padre no volverá a la casa. De pronto aquel hombre de cincuenta años llora intensa y amargamente la separación de sus padres.

Pero la capacidad de exploración no resulta siempre fluida ni fácil ya que la fuerza represora de la emoción hace que el paciente tienda como una ostra a cerrar la experiencia y defenderse de que la emoción salga.

Es por ello que por lo general se requieren varias sesiones con hipnosis regresiva, de modo que la experiencia emotiva se exprese y por ello el psicoterapeuta debe ser paciente y ser capaz de darse cuenta cuando éste se encuentre cerca de la experiencia.

Es habitual, en pacientes con este tipo de problemas, que cuando logran conectarse con el dolor y lloran en sesión, se disculpan por tal acción, como si hubieran realizado algo incorrecto.

Por otra parte, en muchas oportunidades pacientes que están medicados con antidepresivos y/o estabilizadores del ánimo impiden el correcto trabajo clínico. Esto es debido a que al explorar las heridas del pasado el medicamento colabora con la invisibilidad, o bien cuando son percibidas el paciente no experimenta ninguna emoción. Es capaz de ver y encontrarse con el monstruo, pero éste se encuentra dopado, dormido. Es así que en ocasiones he debido solicitar que el paciente, junto a su médico tratante, disminuya la medicación respectiva para retomar el tratamiento. El problema entonces se da en que los médicos confíen en estos criterios y se encuentren dispuestos a "asumir el riesgo" de disminuir o eliminar su medicación.

Ingresando por el patio trasero, escuchando al cuerpo y después la emoción

Pero el problema de los medicamentos no es el único elemento que deberemos considerar en el abordaje de un paciente que desea ser tratado. En ocasiones, a pesar de que no hay problemas con la medicación, la persona en estado de trance no es capaz de conectarse espontáneamente con la o las experiencias pasadas que han anidado las emociones reprimidas. Para esto entonces busco entrar por el patio trasero. Es una antigua técnica en psicoterapia utilizando la hipnosis. El método consiste en que el paciente en estado de trance se focalice en las señales mínimas que el cuerpo le puede estar dando. En ocasiones se le pide que vaya recorriendo mentalmente su cuerpo hasta que éste le dé señales de alguna sensación.

Muchas veces el cuerpo se expresa en el cuello, cabeza, pecho, estómago, manos, pies o genitales. Una vez que el paciente se conecta con la sensación, se le solicita que continúe sintiéndola y deje que su mente interior vaya asociando esa parte del cuerpo, esa sensación, a los sucesos de vida.

Esta técnica empleada nace como una aportación fundamentalmente de las terapias corporales que aparecieron a mediados del siglo XX. Es similar a la herramienta llamada "Focusing" desarrollada por Eugene Gendlin, uno de los psicoterapeutas corporales más reconocidos.

En Brasil, el psiquiatra experto en hipnosis Dr. João Cabral Nogueira desarrolló una variante muy interesante del uso de la hipnosis llamada *autoscopía*, una técnica desarrollada en 1998. He tenido la suerte de conocer sus trabajos y estudios clínicos e intercambiar con el dr. Cabral nuestras experiencias.

Por lo general las personas con depresión no sufren de crisis de pánico

La descripción de una personalidad normal, en un estado de ánimo estable o que se encuentra en parámetros normales, ha sido tema abordado por la filosofía, la psicología e incluso de la moral, la determinación de lo que es normal y lo que es patológico será tema tratado desde los antiguos filósofos. Hipócrates, en el siglo IV a.C., definió el temperamento melancólico. En el año 1921, Kraepelin acuña el concepto de temperamento, refiriéndose como tal a la predisposición a ciertas enfermedades. Este concepto fue incluido por el destacado psiquiatra y neurólogo alemán Ernst Kretschmer en 1936, quien emplea el término de ciclotimia. Posteriormente, en el año 1958, recién aparece Schneider, quien propone el "temperamento depresivo" para terminar en 1994 en el Manual Diagnóstico y Estadístico de Trastornos Mentales (DSM-IV) con la introducción el término "Trastorno depresivo de la personalidad". Hago este breve paso histórico para evidenciar cómo los trastornos de ánimo y ansiedad han presentado profundos estudios con mayor énfasis recién a mediados del siglo XX.

Trastorno depresivo de la personalidad

Las características esenciales de personas con un trastorno depresivo de la personalidad serán un patrón permanente de comportamientos, pensamientos e ideas depresivas.

Serán entonces personas con sentimientos permanentes de abatimiento, tristeza, desánimo, desilusión e infelicidad. Se les caracteriza por mostrarse especialmente serios, incapaces de divertirse o relajarse y sin sentido del humor. Algunos dicen que no merecen ser felices o divertirse. Es frecuente que sean personas con pensamientos negativos, y permanentemente se lamenten de la vida que les tocó vivir.

Cuando trabajamos con progresión hipnótica (orientar hacia el futuro en estado de trance), estos individuos pronostican también el futuro negativamente, pesimistas. Demuestran dureza al juzgarse a sí mismos y tienden a sentirse excesivamente culpables por sus defectos y sus fracasos. Su autoestima es baja y se traduce especialmente en sentimientos de impotencia.

Además, los individuos con trastorno depresivo de la personalidad tienden a juzgar a los demás duramente, destacando sus defectos muy por encima de sus virtudes, y pueden mostrarse negativos, contrarios, críticos y dados a la censura.

En resumen, este tipo de trastorno de la personalidad presenta comportamientos y pensamientos depresivos que se inician al principio de la edad adulta y se refleja en una amplia variedad de contextos, y que se caracteriza por cinco o más de los siguientes síntomas:

1. El estado de ánimo habitual está presidido por sentimientos de abatimiento, tristeza, desánimo, desilusión e infelicidad.
2. La concepción que el sujeto tiene de sí mismo se centra principalmente en sentimientos de impotencia, inutilidad y baja autoestima.
3. Se critica, se acusa o se autodescalifica.
4. Tiende a preocuparse por todo.
5. Critica, juzga y lleva la contra a los demás.
6. Pesimista.
7. Tendencia a sentirse culpable o arrepentido.

Depresión mayor

La depresión es un trastorno emocional que causa un sentimiento de tristeza constante y una pérdida de interés en realizar diferentes actividades. Es decir, las personas dejan de disfrutar de aquello que antes le era de interés. También denominada "trastorno depresivo mayor" o "depresión clínica", afecta los sentimientos, los pensamientos y el comportamiento de una persona, y puede causar una variedad de problemas físicos y emocionales. Es posible que tenga dificultades para realizar las actividades cotidianas y que, a veces, sienta que no vale la pena vivir.

La depresión no es una tristeza pasajera, ni es posible de recuperarse de modo sencillo, con una conversación, consuelo o simplemente administrando fármacos. La depresión puede requerir tratamiento a largo plazo.

La depresión puede producirse solamente una vez en la vida; pero por lo general, las personas la presentan en varios episodios. Durante estos episodios, los síntomas que se producen durante gran parte del día son:

- Sentimientos de tristeza, ganas de llorar, vacío o desesperanza.
- Arrebatos de enojo, irritabilidad o frustración, incluso por asun-

tos de poca importancia.

- Pérdida de interés o placer por la mayoría de las actividades habituales o todas, como las relaciones sexuales, los pasatiempos o los deportes.
- Alteraciones del sueño, como insomnio o dormir demasiado.
- Cansancio y falta de energía, por lo que incluso las tareas pequeñas requieren un esfuerzo mayor.
- Falta de apetito y adelgazamiento, o más antojos de comida y aumento de peso.
- Ansiedad, agitación o inquietud.
- Lentitud para razonar, hablar y hacer movimientos corporales.
- Sentimientos de inutilidad o culpa, fijación en fracasos del pasado o autorreproches.
- Dificultad para pensar, concentrarse, tomar decisiones y recordar cosas.
- Pensamientos frecuentes o recurrentes sobre la muerte, pensamientos suicidas, intentos suicidas o suicidio.
- Problemas físicos inexplicables, como dolor de espalda o de cabeza.

Depresión y ataques de pánico, en veredas opuestas

He presentado hasta ahora un modelo en donde la crisis de pánico cumple la función de alarma de emociones reprimidas, de personas que por lo general han callado dolores dentro de su mundo emocional dolores. Es decir, han cerrado el pistón de la emoción. Son personas que no comprenden lo que les ocurre, ya que en su esfera emocional se encuentran estables salvo esta situación que les genera un total desequilibrio en sus vidas.

Entonces lo que podríamos preguntarnos sería si es posible que existan pacientes con depresión de base y que posteriormente comiencen a experimentar crisis de pánico. Bajo nuestra experiencia clínica, se podría pensar que por lo general no es habitual y correspondería a casos excepcionales. Si continuamos con la idea del sistema de riego de manguera y pistón, un sujeto con depresión no pudo contener la presión emocional contenida en la manguera, el pistón soltó sus tensores y el agua comenzó a correr sin mayor control. Es una manguera cuya corriente emocional sale sin mayor resistencia. De este modo, la somatización sería poco probable ya que la emoción está siendo escuchada, quizás más de lo aconsejable, pues los sistemas de control y frenos emocionales saludables fueron vencidos por la psiquis. La persona siente pena, angustia la gran mayoría del tiempo, afectando muchas áreas de su vida.

En especial me he referido en este punto a depresión mayor, o trastornos depresivos persistentes. Se excluye de este modelo la depresión post parto, trastornos disfóricos premenstruales y otros cuadros depresivos que se presentan como consecuencia de sucesos biológicos y/o sucesos puntuales en la vida, entre los que se podría mencionar un duelo reciente no resuelto o elaborado.

Un profesional de la salud con experiencia clínica en crisis de pánico que lea este libro pensará entonces que me encuentro, al menos en este punto, completamente equivocado. Ellos han visto un sinnúmero de pacientes con profundas depresiones y presentan crisis de pánico. Efectivamente es así, pero el orden es inverso. Lo que frecuentemente podemos observar son personas que producto de las crisis de pánico entran en estados depresivos. Las crisis son devastadoras, han afectado su vida diaria, sus trabajos, la vida familiar y de pareja, sin poder tener mayor control para evitarlas, argumentos más que suficientes para sufrir y deprimirse.

Es decir, por lo general nos encontraremos con pacientes que de presentar un cuadro depresivo éste es por lo general secundario y basalmente gatillado por las múltiples experiencias de pánico.

Una paciente me señala esta condición de una manera muy ejemplificadora:

-Yo antes era fuerte, era capaz de aguantarme la pena, ahora después de las crisis lloro por todo.

Al entrevistar a la paciente podremos ver que su pena y llanto son superficiales. Muchas veces siente pena de la imagen de verse débil, devastada por esta situación, es decir, pena de sí misma. Al trabajar con ella en trance se comienzan a develar experiencias realmente dolorosas nunca elaboradas y muchas veces minimizadas. Es así como un llanto experimentado será muy distinto entre lágrimas recientes a lágrimas atrapadas por años.

Relaciones afectivas modernas, fábrica de crisis de pánico

Si no escuchamos nuestras emociones, nuestras emociones se encargarán de ser escuchadas por nosotros, el problema será la manera en que lo hará, la vía.

Nuestra vida moderna avanza más rápido que nuestros propios pensamientos, la gran mayoría en una carrera por alcanzar las metas, imbuidos en el trabajo, en el futuro, en aquello que necesito, que me brinda felicidad por un rato.

Estamos sumergidos en nuestros teléfonos celulares más tiempo del que pasamos en comunicación con nuestros seres queridos, enajenados en pantallas y pantallas y más pantallas. Del computador al teléfono móvil, de éste a la televisión, en una permanente combinación de pantallas. Todo lo obtengo de las pantallas, entretenimiento, películas, noticias, amigos, información, comunicación indirecta, comida a domicilio, incluso una novia o un novio. Es como si los creadores de *Wally*, la película de Disney, hubieran tenido el poder para ver el futuro. Sujetos con sobrepeso, inmóviles, incapaces de moverse para satisfacer sus necesidades y con bajo contacto con sus emociones. Para eso no hay tiempo.

Nuestros teléfonos móviles se han transformado en una prolongación de nuestro cuerpo. Cuando lo olvidamos o perdemos, aparece una ansiedad severa, un miedo a quedarse sin él, a lo que se llama nomofobia.

Durante años se ha hablado sobre este trastorno ansioso, que gen era adicción al teléfono cada vez más en los jóvenes. Estudios han reflejado que niños de los países asiáticos modernos, entre 11 a 12 años, están frente a una pantalla hasta 5,4 horas diarias como promedio. Sin su teléfono, los niños y jóvenes pueden sentir que están a la deriva e incapaces de conectarse con otros.

La visión de futuro prima en esta sociedad. Por lo general pienso en qué haré, mi meta laboral, lo que haré hoy, con qué me vestiré esta noche, qué comeré más tarde.

Con todo esto, recuerdo una historia que escuché hace años en China. Un monje hablaba de la visión de mundo y nuestro permanente avanzar sin detenerse un segundo.

"Cuando caminando por la calle se encuentran por casualidad dos amigos que no se ven hace tiempo se detienen, se saludan y acuerdan juntarse a conversar otro día, en un futuro que por lo general no se cumple. Cuando he caminado por la calle y me encuentro con un amigo que no veo en un tiempo, me detengo, conversamos y aprovechamos ese momento para compartir. Ambos dejamos nuestros compromisos diarios por algunos minutos, vivirnos un momento en el presente."

Las personas no nos damos mucho tiempo en nuestras vidas. Muchos pacientes me recuerdan a aquellos malabaristas chinos, que equilibran varios platos sobre varillas y deben preocuparse porque jamás se detengan.

Las emociones bajo este siglo pasarán muchas veces a segundo plano. No hay tiempo para expresarle al otro lo que siento, sino más bien lo que pienso. Muchos jóvenes hoy en día ponen fin a sus relaciones de pareja vía mensaje de texto de whatsapp, o por este mismo medio discuten entre ellos. La emoción entonces queda trunca.

La sensación de fortaleza, de resistente, también se asocia a la capacidad de evitar llorar. El llanto se transforma en signo de debilidad para los jóvenes y muchos adultos. La emoción es así cada vez menos escuchada, o es transmitida por canales de comunicación inadecuados.

No tengo claro si las comunicaciones en este siglo se han visto mejoradas o deterioradas. Hoy son más rápidas, apuntando a la inmediatez con quien necesito enviar un mensaje, pero cuando nos encontramos frente a frente no sabemos qué decir. Mafalda, personaje de caricatura argentino ideado por Quino, decía: *"Qué ironía de la tecnología: mientras nos acerca a las personas más lejanas, nos aleja de las más cercanas"*.

Como ya se ha planteado, los ataques o crisis de pánico han presentado un incremento significativo en la población mundial. Se habla de que un 30% sufre al menos de trastornos ansiosos, a lo que podríamos añadir ciertos rasgos frecuentes en este tiempo, como son el estrés, hiper responsabilidad, o pensamientos permanentes de ser y verse exitosos.

Síndrome del superhéroe

¿Has visto alguna vez a Superman siendo consolado, ayudado por un simple mortal, o a Batman llorando amargamente porque no pudo llegar a tiempo a ayudar a alguien? Los superhéroes no se permiten llorar, y si lo hicieran no contarían con nadie que les diera consuelo o ayuda. La razón: sencillamente porque son superhéroes y nadie supone que requieren de ayuda. Ellos deben valerse por sí mismos, no se pueden quejar, deben estar dispuestos siempre a ayudar y no darse tiempo para lloriqueos ni lamentaciones.

En pacientes con ataques de pánico, hemos visto una tendencia a comportamientos de "superhéroes". Por lo general sirven de pilar en sus familias. Ya como adultos siguen siendo el pilar económico de sus padres o hermanos en condiciones desmejoradas, son aquellas personas que consuelan a quienes sufren penas y quienes están dispuestas a hacer favores. Podríamos decir que algunos se transforman en buscadores de problemas ajenos para ayudar. Ser superhéroe no es malo, por el contrario, es muy valorado en la medida que no cause un desgaste emocional, en donde el otro deja sus emociones o necesidades en segundo plano en pro de las del resto, ocasionándole un desgaste futuro.

El otro inconveniente es la imagen proyectada en estos pacientes, ya que al tener una conducta de contención hacia el resto, a su familia y amigos les cuesta comprender cómo esta persona puede padecer crisis de pánico, pues presenta una imagen de fortaleza. Esta es otra razón por la cual estos pacientes son incomprendidos.

¿Cuál será el sentido de este tipo de comportamientos en estas personas? Lo que hemos visto y podemos concluir es que tiene relación directa con las experiencias y temor al abandono. De cierta manera han asumido el rol como una forma de obtener cariño y validación.

Recordemos la reacción del paciente actor al momento de recibir la noticia de la separación de sus padres, éste de pequeño toma el rol de hombre de la casa, de pilar del hogar.

Una paciente experimenta su primera crisis a hora de llegar a Río de Janeiro comenzando su luna de miel. De inmediato acude a un centro asistencial de urgencia médica, devolviéndose al día siguiente a Santiago. En trance, la paciente experimenta un profundo temor ante la muerte de sus padres. Era la primera vez que salía del país y sin sus padres. A pesar de no ser la mayor, era el pilar de sus hermanos, incluso le había dado trabajo a uno de ellos; se preocupaba permanentemente por la salud y cuidado de sus padres, a pesar que de éstos aún trabajaban y se encontraban en buenas condiciones. Ella necesitaba inconscientemente un control, que se le escapa de las manos al estar a muchos kilómetros de distancia de su país.

e. Factor gatillante, el punto que faltaba

La primera crisis aparece de forma brusca e impredecible, como todas las demás. Pero cabe preguntarse ¿qué hace que broten los síntomas la primera vez? Siguiendo con la idea del monstruo enjaulado, claramente tiene que haber algún estímulo que le abra la jaula, que libere y dé fuerzas para su expresión. El factor clave que enciende el ataque de pánico le llamaremos "factor gatillante", y es posible de encontrar bajo la utilización de trance hipnótico.

A diferencia de otros factores comunes intervinientes en las personas con crisis de pánico señalados en este libro, el factor gatillante puede ser diverso y presentarse bajo los más diferentes contenidos y expresiones. Aun así, este factor siempre se presenta de modo inconsciente en las personas, es decir, el paciente no experimentaba molestia, ansiedad o alguna otra sensación que le hiciera prever lo que vendría. Por el contrario, la persona no comprende la razón de lo que le ocurre y jamás piensa que se trata de un conflicto psicológico y no físico.

Como ya hemos visto, un factor gatillante biológico podrá ser entonces una mala experiencia bajo el consumo de sustancias como la marihuana, cocaína, heroína, una gran borrachera, entre tantas otras. Pero no sólo las drogas serán factores gatillantes, sino también psicológicos.

Una forma de comprender a qué me refiero con este factor será con ejemplos de pacientes ya presentados o nuevos casos.

A aquella mujer que se le presenta la crisis de pánico en Río de

Janeiro, el factor gatillante es claro, la sensación inconsciente de abandono y desprotección de sus padres. La experiencia de estar lejos de su familia, por quien en caso de que le ocurriera algo no tendría la capacidad inmediata de reaccionar.

Cuando atendí al actor de TV, me preguntaba cuál sería su factor gatillante. Al encontrarnos con la experiencia de dolor el mismo paciente soslayó su hipótesis diciendo:

- ¿Esto no estará relacionado con mi matrimonio? Siempre le tuve miedo al compromiso, nunca había querido casarme y recién lo hice a los 42 años. Pero ahora haciendo memoria, mi primera crisis me vino días después de haberme comprometido con mi mujer y haber fijado fecha para nuestro matrimonio.

Sin duda, el dolor de la separación de los padres, el abandono de una importante figura afectiva, vendría a reactivar sus temores inconscientes a partir del comprometerse y arriesgarse a repetir la experiencia de sus padres.

No es fundamental para el tratamiento encontrar el factor gatillador, pero por lo general con un poco de esfuerzo analítico la misma terapia lo devela.

Astrid, cuando asiste a la consulta tenía 31 años, ejecutiva de cuentas de un banco, casada hacía nueve años y tiene dos hijos, un varón de 2 años y una niñita de 7. Presentaba desde hace dos años crisis de pánico, la gran mayoría de las veces los ataques aparecían de noche mientras dormía. Aparecieron aproximadamente a un mes y medio del nacimiento de su segundo hijo. Aún amamantaba, por lo que los medicamentos fueron suministrados al cumplir seis meses y suspender la lactancia materna. Aun así, al poco tiempo suspendió la medicación por no ver mayores resultados. Además, siente que los medicamentos le impiden encontrarse suficientemente atenta y capacitada para cuidar a sus pequeños hijos. Ambos partos habían sido por cesáreas, pero sin ningún riesgo ni complicación, tolerando bien la anestesia. Pero a la paciente le intrigaba la razón de por qué luego del nacimiento de su segundo hijo le vendrían estas crisis. Dentro de sus creencias pensaba que podría tratarse de una depresión post parto, pero claramente la sintomatología no era coincidente con tal posible diagnóstico.

Al comenzar en hipnosis regresiva a explorar en su infancia, comenzaron a aparecer experiencias relevantes. Sus padres eran alcohólicos sociales. Ambos eran dueños de un pequeño almacén que atendían, el domingo cerraban y siempre en casa había actividades sociales con tíos y otros adultos, en donde los padres se alcoholizaban hasta quedar ebrios. Astrid es la menor de cuatro hermanos, y estas experiencias eran vividas como normales dentro de la familia. Al ir avanzando la terapia veía cómo la infancia de Astrid había sido de poco cuidado y dedicación, pero la clave aparece en la cuarta sesión con un suceso de máxima relevancia. La paciente vuelve en regresión a una de las tantas fiestas dominicales, pero esta vez acompañada con la sensación de pecho apretado y mucha angustia. De pronto estalla en llanto, a los 5 años Astrid había sido abusada sexualmente por uno de los amigos de su padre. La experiencia fue vivida con mucho miedo y confusión, ya que como es habitual, se acompañaba de amenazas del agresor en caso de pedir ayuda. Esta situación había ocurrido en tres ocasiones distintas, hasta que se atrevió a contarle a los padres. La respuesta de ellos fue de abandono psicológico y de protección a medias: *"No se preocupe, ese desgraciado nunca más entrará a nuestra casa"*. Esa fue la única medida realizada por los padres. Entonces, ¿cuál será en esta paciente el factor gatillante? ¿El nacimiento de su segundo hijo? La respuesta es categórica: no. El factor gatillante fue el cumpleaños de 5 años de su hija mayor, que coincidentemente había sido un mes después del nacimiento de su hermano menor. El que la hija tuviera 5 años coincidiría con la posibilidad de que ella también puediera ser víctima de abuso sexual. La proyección de ella pequeña en su hija aparece de modo inconsciente y despierta los miedos profundamente guardados.

El factor gatillante no siempre responde de inmediato, se va anidando durante días e incluso meses, por lo que no podemos pensar en este último caso que la crisis ocurriría como una reacción a sólo un suceso determinado.

El factor gatillante puede también presentarse como un activador de las crisis de pánico. Es decir, cada vez que este gatillador se encuentra presente, el ataque de pánico es activado. Recordemos que este gatillador es inconsciente, pues podría confundirse con las fobias, en donde el paciente experimenta similares sensaciones a una crisis de pánico pero conociendo claramente el elemento fóbico.

La siguiente historia corresponde a la paciente atendida por un médico ex alumno de las formaciones que realizó y sorprendido del desenlace del caso tuvo la generosidad de compartírmelo. A su consulta asiste una enfermera de 26 años quien trabajaba en el mismo hospital que él. La mujer presentaba sintomatología que llevaba un par de meses en exámenes, médicos y visitas a distintos especialistas sin encontrar un diagnóstico claro y menos solución.

El cuadro era muy extraño, en reiteradas oportunidades, casi al final de la hora de término de su jornada laboral, la mujer brusca y repentinamente se desploma y cae al suelo. Seguido de esto, tensión muscular en forma de catatonía, en especial de las manos y pies, sensación de ahogo y luego de algunos minutos un llanto profundo, y por supuesto, no comprende y le da mucha vergüenza. En lo que primero se pensó fue en un cuadro epiléptico o alguna patología neurológica, descartado con posterioridad. Se pensó en un cuadro histriónico o histérico, pero sus rasgos de personalidad hacían dudar aún más. Sin duda podría ser crisis de pánico pero quisieron descartar otras posibles causas fisiológicas.

Finalmente acudieron a mi ex alumno, médico cuya especialidad es la inmunología, pensando en explorar otras posibles causas. Al cabo de algunas sesiones siguiendo su especialidad y un modelo más médico y de exploración en causas físicas, toma la decisión de emplear la hipnosis. Comenzó entonces con una hipnosis exploratoria regresiva, es decir, que la paciente navegara por su inconsciente hacia atrás en su vida. Fueron así apareciendo por muchos momentos, tanto en su infancia como adolescencia y juventud, muchos de esfuerzo por conseguir buenas calificaciones en el colegio y posteriormente en la universidad. De pronto, la paciente comienza a llorar, pero no era un llanto común, sino más bien un llanto en silencio, angustioso, un llanto hacia adentro, casi sin emitir sonido alguno.

El médico entonces le pide que relate qué está viendo aún en trance. Ésta se ve de pequeña, de 4 años de edad, sentada frente a un pequeño escritorio de su dormitorio. Sobre éste una hoja de papel con letras del abecedario y al lado una hoja del mismo tamaño en blanco, y frente a ella un reloj de marco rojo con números romanos horario y minutero. Se observa llorando en silencio mientras intenta copiar en la hoja en blanco el modelo de papel que tenía a su lado. De pronto, aparece su madre a escena, la mira y le dice: "*muy lenta, así a la mamá no le gusta*", y toma la hoja en la que la niña hacía la copia, la arruga y la bota al basurero y dirigiéndole la palabra nuevamente le indica: "*no saldrás hasta que hagas bien y a tiempo tus deberes, la mamá se siente orgullosa pero cuando haces las cosas bien y estás muy lenta. Mira este reloj, nuevamente moveré esta aguja grande a este costado, pero cuando vuelva a estar arriba (marcando las 12) tienes que tener terminada y bien tu tarea. Si no la tendrás que hacer una y otra vez*".

Para aquella niña la exigencia permanente de la madre era un calvario, el cariño y la aceptación eran dados por el cumplimiento de metas.

Una vez revisado este punto, el médico cambia de rumbo la hipnosis y la lleva a los tiempos actuales, en donde como enfermera en el hospital se encontraba realizando sus actividades laborales. Lo que ese médico buscaba era que la paciente en trance fuera reviviendo la experiencia previa a sus desplomes y catatonias. Va conduciendo una regresión en detalle, las acciones que se encuentra ejecutando mientras realiza su turno, reporta sentirse tranquila haciendo su trabajo. De pronto, mira para ver cuánto tiempo le quedaba para terminar su jornada. Mira de reojo el nuevo reloj de pared instalado en los pabellones del hospital. Reloj de marco rojo, números romanos con minutero y horario, ya cercano a llegar el minutero a las 12.

Todas las presiones de su madre, todas las ansiedades y llantos silenciados estaban resumidos inconscientemente en ese tipo de reloj. El hospital hacía poco tiempo que había cambiado los relojes y el modelo era muy parecido al reloj que evoca en trance en su infancia.

En este ejemplo vemos entonces un claro factor gatillante, que en muchas ocasiones el paciente no es capaz de comprender ni conocer, ni tampoco un médico o terapeuta sin uso de trance hipnótico.

Fórmula general de crisis de pánico

$$CP = FG \times \frac{(ED + APFS + PG)}{RE}$$

FG = Factor Gatillante.
ED = Experiencias Dolorosas. Por lo general en la infancia.
APFS = Abandono Psicológico y/o Físico de Figuras Significativas.
PG = Predisposición Genética.
RE = Represión o Contención Emocional.

En resumen, podríamos entonces estar en condiciones de presentar esta fórmula que explica las variables de la crisis de pánico.

Según el modelo propuesto, la crisis de pánico la padecen por lo general sujetos que han experimentado alguna o algunas experiencias difíciles en la infancia o adolescencia principalmente, por lo general asociadas a sus figuras parentales y en donde el paciente haya experimentado experiencias de abandono psicológico y/o físico. Todo esto tendrá un modo de expresarse genéticamente a través de la crisis de pánico. Todas estas vivencias experimentadas por el sujeto han sido reprimidas emocionalmente, quedando encapsuladas en el inconsciente. Es así como requiere de un factor gatillante para que esta energía contenida salga por la psiquis somatizando en forma de ataque de pánico.

Veamos entonces qué ocurre si modificamos la fórmula en alguna de las variables.

FG x (ED + APFS + PG)

Si la respuesta represiva emocional no estuviera presente en el sujeto, probablemente nos encontraríamos con sujetos con otros cuadros emocionales como depresión o trastornos de angustia generalizada. Al no tener frenos la emoción de pena o melancolía, ésta puede expresarse por la psiquis sin mayor represión. Generalmente el factor gatillante incrementaría o acentuaría características más depresivas por parte de la persona.

$$\frac{\textbf{(ED + APFS + PG)}}{\textbf{RE}}$$

En caso de no estar presente el Factor Gatillante, los procesos inconscientes probablemente no se expresarían, por lo que el conflicto continúa hibernando sin dar cuenta al sujeto. Por lo general, serán personas con rasgos más de aislamiento, poco expresivos en sus penas en especial pero que mantienen una vida relacional más o menos estable. A menos que la carga emocional siga aumentando y pudiera dar rienda a través del más mínimo factor gatillante.

$$\textbf{FG x } \frac{\textbf{(APFS + PG)}}{\textbf{RE}}$$

Bajo la situación que un sujeto presentara una infancia sin mayores conflictos, la predisposición genética quedaría simplemente como una expresión que no activa ninguna conducta ni sintomatología, pues a pesar de que el sujeto tiene la facilidad de acumular emociones distímicas, la "vasija psíquica" se encuentra vacía o con pocos elementos que generen tensión emocional. Es una llave con poca presión de agua, por lo que el pistón es capaz de contener.

$$\mathbf{FG \times \frac{(ED + PG)}{RE}}$$

Otro escenario posible sería preguntarse qué ocurriría con personas que les han ocurrido eventos de dolor en la infancia, con una predisposición genética y con tendencia a reprimir la emoción, pero esas personas de igual forma contaron con figuras que les entregaban contención y apoyo, probablemente el conflicto podría elaborarse sanamente, por lo que cualquier factor gatillante no logra mover al sujeto a una somatización. Nuevamente el sujeto se encontraría con una carga emocional disminuida.

$$\mathbf{FG \times \frac{(ED + APFS)}{RE}}$$

Para finalizar, analicemos qué ocurre si el sujeto presenta todas las condiciones expuestas antes pero sin la carga genética. En tales casos, probablemente estaríamos frente a sujetos con psoriasis, úlceras, colon irritable u otras expresiones somatomorfas del conflicto emocional que presentan. Es decir, lo que cambiaría es la forma en que el inconsciente canalizaría el conflicto.

LA CRISIS DE PÁNICO TIENE CURA, CÓMO SANAR Y PARA SIEMPRE

Sanación y resignificación

Ya me he referido muchas veces a la creencia basada en la experiencia de que la crisis de pánico tiene solución, no me refiero a tratamientos para abordar la crisis de pánico o ayudar a las personas a controlar las crisis, sino a extinguirlas y para siempre. Como ya hemos planteado, existen varios elementos que juegan un papel fundamental en la aparición y desencadenamiento del pánico.

Claramente, los factores genéticos no son posibles de modificar, está instalada la predisposición en nuestra memoria genética pero como una fórmula matemática, en caso de modificar las otras variables, el resultado cambia.

Es entonces fundamental para conseguir la extinción de las crisis de pánico la sanación de las experiencias dolorosas. No se ha creado aún una máquina del tiempo como el DeLorean de la película *Volver al futuro* (*Back to the Future*) para poder cambiar nuestro pasado, pero la hipnosis clínica regresiva permite volver a nuestros recuerdos más profundos y huella emocional.

En la película, el doctor Emmett Brown (Christopher Lloyd), le indica a Marthy Mac Fly (Michael J. Fox) la importancia de no intervenir en el pasado, pues eso ocasionaría consecuencias en el futuro y éste entonces cambiaría.

La hipnosis clínica regresiva sigue la misma lógica del film pero sin la utilización de la máquina del tiempo. El viajar al pasado y ser capaz de reconocer aquellas experiencias dolorosas y permitirse sentir y expresar la emoción será el primer paso fundamental para conseguir el cambio. De esta forma, la o las Experiencias Dolorosas (ED) son develadas, descubiertas del manto inconsciente bajo el que estuvieron ocultas, se puede hablar de ellas, expresarlas.

Otro paso fundamental en el proceso de sanación está dada por dar fin a la Represión Emocional. En ocasiones, posterior al trabajo de intervención hipnótica y descubrir los fantasmas que llevaban dentro, las personas pueden experimentar por varios días, o incluso semanas, profundas experiencias de pena o hasta depresión. Cuando estudié Kabalah aprendí que para volver a nacer había en primer lugar que ser capaces de aprender de la muerte. Las personas necesitan aprender de sus penas y sus dolores para posteriormente renacer.

En una ocasión una paciente me dijo:

-Me siento muy triste, nunca me había sentido así, es tremendo.

-Ha sido duro el proceso de ver el pasado que te tocó vivir, cuéntame y en esta semana cuántas veces has tenido un ataque de pánico- le pregunté. Luego de una pequeña pausa me responde con sorpresa.

-No lo había pensado, ninguna.

Pero no basta solamente con vivir la pena, y llorar lamentándose de la vida que me tocó, y ver y revolcarme en las Experiencias Dolorosas (ED), también podemos enfrentar el pasado y darle un vuelco, un cambio. La enfermera puede ir donde esa niña que se encuentra realizando la copia y hablar con ella, decirle que puede ir a jugar y dejar el trabajo de lado.

En la película de Disney, *Coco*, trata de cómo las personas no mueren mientras las recordamos, se encuentran presentes en nuestras vidas. En la psicoterapia he observado patrones similares, las personas no mueren y tampoco envejecen. Esos personajes que marcaron positivamente o negativamente siempre están presentes en nuestro inconsciente. Pero los que habitan dentro nuestro son los personajes de esa época, del momento en que vivo las experiencias significativas, los actuales no necesariamente actúan con la misma influencia.

Repasando los casos clínicos expuestos, no se hace necesario que el paciente vaya donde su padre o madre actual, los encare por lo sucedido o les diga que son perdonados por el dolor ocasionado.

Soy un convencido de que la reencarnación existe pero dentro de nuestra vida. Esto quiere decir que en nuestras vidas pasamos por muchos episodios de muerte y de volver a nacer. El primer momento es el nacer, estábamos dentro del vientre materno, a una temperatura ideal, con una agradable sensación de tranquilidad y de pronto todo cambia, comenzamos a sentir frío, hambre, incomodidad, entre varias sensaciones. A lo largo de la vida esto sucederá muchísimas veces. Durante años vivió una época escolar hasta que termina ese ciclo, es decir, muere el período escolar para comenzar a nacer en un nuevo período; más adelante termina el ciclo de soltería y nace la persona comprometida.

En el caso de nuestros padres, abuelos, tíos y seres significativos, puede ocurrir lo mismo. En el pasado podremos haber tenido padres ausentes, alcohólicos, maltratadores, madres hiper exigentes, pero hoy, en caso de encontrarse vivos, son muy diferentes a su juventud. Podremos entonces encontrar pésimos padres que hoy en día son los abuelos más encantadores. Entonces, ¿vale la pena buscar el cambio en los personajes que se encuentran afuera? Lo que debemos tener claro es que el conflicto nace dentro de nosotros, con aquellas figuras que se encuentran congeladas en el tiempo, al igual que nuestra emoción. Con ellos debo ser capaz de sostener un diálogo interno. De esta manera da lo mismo que estén vivos o muertos, pues en realidad siempre existirán dentro de mí. Soy el segundo hijo de cuatro hermanos y no me cabe duda que cada uno de mis hermanos tiene un papá y una mamá diferentes. Cada uno de nosotros ha experimentado y captado a nuestros padres de distinta manera. Es por ello que además la realidad vivida será relativa, según quien la observa, es decir, cuando trabajamos en trance una regresión no nos interesa buscar la verdad objetiva, sino la verdad que cada sujeto ha vivido.

El proceso de encuentro, perdón o sanación de las heridas emocionales se encuentran en los procesos internos. Con el trabajo de un profesional experto en el área y con experiencia es capaz de conducir y orientar correctamente el proceso que permite resignificar la experiencia dolorosa, permitiendo así dar vuelta la página, sin olvidar pero sanando los procesos. Me gusta mucho explicarles a mis pacientes este conflicto usando como ejemplo la diferencia que existe entre una herida y una cicatriz. La herida marca un daño que tenemos en el cuerpo, ésta puede infectarse y generar más daño en otras zonas, cuando las tocamos éstas duelen, por lo que evitamos acercarnos a ellas. De pequeños, mis hijos por pequeña o casi invisible que fuera su herida, me pedían cubrirla con una vendita plástica. Todo pareciera indicar que si no la ven duele menos.

Muchas personas en la vida hacen lo mismo que mis hijos pero con sus heridas de vida, las cubren sin limpiarlas sólo para no verlas, y eso les hace pensar que ya no dolerá. Algunos incluso, posterior a ponerse la venda, se la maquillan de modo que al mirar no quede rastro de que hubo una herida en aquel lugar. Pero al contrario de desaparecer, la herida permanece ahí y la infección lentamente va avanzando. Es entonces que me encuentro a diario en la consulta de pacientes que ingresan "cojeando", sin comprender por qué lo hacen pues no tienen ningún problema en sus piernas. Han pasado tantos años que esas vendas ahora han hecho invisibles heridas vivas y activas.

Lo que tenemos que hacer es ayudar a nuestros pacientes a ser capaces de quitar esas antiguas vendas para posteriormente desinfectar la lesión. Eso, sin duda, es un primer paso doloroso para los pacientes, quizás más si esas vendas fueran literalmente reales. Las personas se enfrentan a situaciones y hechos que han evitado por años. Posteriormente, y con el paso del tiempo, esas heridas van a transformarse en cicatrices.

La cicatriz marca una lesión vivida en algún episodio de nuestra vida, queda para siempre pero al tocarla no duele. Somos capaces de mirarla a diario, aprender de ella para el futuro e incluso en algunos casos sentirnos orgullosos de portarla y haber sido capaces de seguir adelante con ella.

El desinfectante empleado para este proceso se encuentra en el interior de cada sujeto. Muchas personas creen que utilizando hipnosis le iré dando instrucciones o diré frases mágicas como "tú ya no tienes pena" o "tus crisis de pánico se han extinguido, le ordeno a tu mente que las extinga". Ésa sería una terapia burda que no conseguiría ningún resultado. El verdadero cambio se encuentra dentro de cada persona y se relaciona con sus galvanos de vida, con sus recursos internos.

Todas aquellas experiencias que han demostrado la capacidad de pararse en la vida, de salir adelante, son un recurso. La fe, la dedicación a una tarea, haber terminado estudios, la paternidad, la capacidad de lucha, etc., serán utilizados en pro del cambio interior, de la sanación interior.

Concluyendo, si volvemos a analizar la fórmula:

$$\mathbf{FG \times \frac{(ED+APFS + PG)}{RE}}$$

En la medida en que el sujeto sea capaz de ver y sanar las Experiencias Dolorosas o de temor, enfrentar sus experiencias inconscientes de abandono, por más que el sujeto tenga una predisposición genética al pánico, éste no se expresará, de la misma forma que la de un sujeto que padece de alergia a los gatos y jamás ha tenido ni convivido con alguno.

Nuevos hábitos emocionales

Pero aún nos queda un punto pendiente, la persona tiene la tendencia a guardar las emociones de dolor, las guarda en un baúl y las atesora hasta que comienzan a rebasar al consciente.

Es por ello que será de vital importancia reeducar al paciente en esta manera de enfrentar los avatares de la vida, que por lo general siempre estarán presentes en algún momento en nuestras vidas, pudiendo escuchar su emoción y darle un curso saludable a éstas.

Sin tener la capacidad de adivinar el futuro, puedo tener la claridad de que mi paciente vivirá un tiempo más el duelo de algún ser querido, experimentará conflictos en su trabajo, incluso podrá ser despedido, alguno de sus hijos caerá en el colegio y tendrá un accidente. Estamos permanentemente expuestos a experiencias gratificantes y otras que nos mueven el piso, acumulando pena, angustia, rabia, entre otras emociones.

Debemos entonces ser capaces de enseñar a escuchar la emoción y no frenarla, cuando el momento permite llorar o quizás dar un golpe y gritar frente a una almohada.

Es necesario el cambio del paciente. De no ser así existen probabilidades de que los ataques de pánico puedan volver ante nuevos momentos críticos.

En una oportunidad volvió a consultarme una paciente a quien había tratado por crisis de pánico hacía unos tres años atrás. El conflicto era la muerte de su padre cuando tenía 9 años, duelo jamás elaborado, y como factor gatillante el parto con complicaciones de su hijo menor, quien después de nacer tuvo que estar durante un mes en la unidad de cuidados intensivos con inminente riesgo de muerte. La paciente había podido elaborar adecuadamente sus conflictos pero su forma de elaborar las penas futuras siguió del mismo modo. A los dos años posteriores a la terapia, su marido le anuncia que no desea seguir con ella y le pide el divorcio. ¿Cuál fue su reacción emocional ante dicha noticia? La respuesta: ninguna, no vivió la pena, el duelo. Por el contrario, lo que hizo fue días después de que su pareja abandonara el hogar, internarse en una clínica de cirugía plástica en donde se realizó implantes mamarios y de glúteos. Es decir, cubrió la pena con silicona. A los meses después volvieron los ataques de pánico.

También el éxito terapéutico puede ser visto por los parientes del paciente como un fracaso o que hemos mal influenciado a éste. Esto se debe a que las personas, luego de la terapia, al no contener y guardarse la emoción, son capaces de escucharla y encarar a los otros de ser necesario. Ya no actúan en sumisión sino en una posición de acción. Por otra parte, personas que eran muy dependientes pasan a ser independientes, pudiendo en ocasiones tomar la determinación de separarse de sus parejas, pues lo que los mantenía unidos era el profundo temor a la pérdida, cuando éste ya se da por superado las personas se sienten libres en sus determinaciones.

Confianza y eliminación de fobias secundarias

Las múltiples experiencias de ataques de pánico, como hemos visto, modifican en ocasiones por completo la vida de las personas, llegando a presentar diversas fobias, como agorafobia, claustrofobia, miedo a conducir, a viajar en avión, a vacacionar fuera o incluso a perder sus trabajos.

Son pacientes en donde su autoestima ha sido deteriorada al igual que su estado anímico. Es por ello que no sólo basta en el tratamiento con extinguir y para siempre las crisis de pánico, sino que además hay que reconstruir sobre los escombros una nueva vida de las personas.

En esta parte pueden colaborar otros terapeutas, ya que por lo general, desde varios enfoques de la psicología pueden abordarse las fobias de modo adecuado.

Uso de progresiones hipnóticas

Por lo general, las personas que algo conocen de hipnosis saben lo que es una regresión hipnótica, es decir, la utilización del estado hipnótico invitando al paciente a revivir experiencias del pasado. Pero poco se habla de las progresiones hipnóticas, que para este momento terapéutico resultan de gran utilidad.

Las progresiones hipnóticas terapéuticas consisten básicamente en llevar bajo trance a los pacientes a que se visualicen en eventos futuros. Esto permitirá ir modelando las conductas, en especial las asociadas a experiencias tristes. Es así como las personas bajo trance se van observando con sus miedos superados, escuchando sus emociones, siendo capaces de escucharlas en su cuerpo y siendo capaces de expresarlas cuando se hace necesario.

Cuando la crisis no es una crisis

A lo largo de los años he ido sosteniendo con más insistencia en congresos y seminarios del área, que existe un porcentaje alrededor del 15% de falsos positivos en ataques de pánico. Se trata de eventos en donde el paciente supuso que contaba con indicadores de pánico y eso desencadenó una ola de temores que desataron una pseudocrisis. Para esto lo ejemplificaré con un par de casos.

Bárbara, de 25 años, asiste a mi sesión por última vez, estábamos pensando en el alta pues ya llevaba un buen tiempo sin experimentar ataques de pánico. Sus temáticas de dolor habían sido enfrentadas y resueltas, así como sus miedos y formas de orientar su emoción. Era la sesión de despedida.

Al ingresar a la consulta se le ve triste y con desgano. Al consultarle qué ocurría me señala:

-Estoy muy frustrada, el sábado me dio otra crisis.

-Pero eso es imposible, ¿cómo fue? -pregunté intrigado.

-Imagínese cómo estoy yo, que estaba tan feliz y de pronto me doy cuenta que sigo con esto –respondió.

Lo que hice entonces fue pedirle que me contara en detalle, paso a paso, cómo había aparecido el ataque de pánico. Al principio me dijo que no me quería contar pues le daba mucha vergüenza, pero a los pocos minutos me expuso el evento.

-Con mi novio fuimos el sábado a un hotel, era nuestro aniversario, cumplimos tres años juntos y había que celebrarlo. Fue muy romántico y excitante. La verdad, Sr. Schilling, que le confieso que creo que él tomó Viagra o algo así, ya que su duración fue de lejos más tiempo de lo habi-

tual. Habremos estado teniendo sexo sin parar fácilmente por 30 minutos. El problema fue cuando terminamos y él se fue al baño. En ese minuto me quedo quieta en la cama cuando de pronto me percato que estaba con taquicardia, mi corazón latía más de la cuenta, me asusté y me di cuenta que mis manos comenzaron a sudar frío y para qué continúo, me vinieron todos los espantosos síntomas. Me vestí rápidamente y terminamos en un hospital en donde me dieron un tranquilizante.

-*Bárbara, ¿cómo te diste cuenta de que estaba comenzando una crisis?* –pregunté.

-*Por las palpitaciones* –respondió.

-*¿Y qué acababas de terminar de hacer? Tener sexo, ¿no?* –aseveré.

En ese momento la paciente se tapa con sus manos la cara en gesto de vergüenza, y se da cuenta de que las palpitaciones correspondían a una taquicardia normal, posterior a una actividad aeróbica como tener sexo. El resto de los síntomas fueron apareciendo como sugestiones desencadenadas. La crisis no ocurrió, fue la paciente por el temor al vivir una nueva crisis en donde la taquicardia es leída como algo catastrófico.

En otra oportunidad, el edificio donde tengo mi consulta tenía sin funcionamiento los ascensores, por lo que mi paciente tuvo que subir los ocho pisos por la escalera. Al llegar me pidió si lo podían atender de inmediato ya que le estaba comenzando un ataque de pánico. Como pueden imaginar no era tal, sino la taquicardia de subir ocho pisos por la escala.

ÚLTIMAS PALABRAS

Espero de corazón que este libro ilumine las esperanza de miles de personas que sufren de ataques de pánicos despiertos, o mientras duermen y que no consiguen encontrar una salud psiquica. Es posible de extinguir y para siempre y espero además anime a psicólogos y psiquiatras a leer con atención las líneas antes expuestas. No busco que mis colegas u otros terapéutas crean por fe el marco explicativo y terapéutico, los animo como en toda investigación científica a ponerlo a prueba, a formarse y poner a prueba y desde ahí evaluar la efectividad del modelo.

Para cada uno de ustedes, mis apreciados lectores me quedo atento a sus comentarios a mi correo electrónico director@hipnosisclinica.cl

Un abrazo para todos

Cristóbal Schilling Fuenzalida

BIBLIOGRAFÍA

ADAMEC, R., BURTON, P., BLUNDELL J., MURPHY, DL y HOLMES, A (2006) "Vulnerabilidad al estrés de depredador leve en ratones knockout del transportador de serotonina".

Behav Brain Res, 170, 126-140.

AMARO PARRADO, Félix. Ansiedad (aspectos conceptuales) y trastornos de ansiedad en niños y adolescentes. Máster en Paidopsiquiatría. Universitat Autònoma de Barcelona y Collegi Oficial de Psicòlegs de Catalunya.Módulo II. Barcelona. 2008.

BADOS LÓPEZ, Arturo. Agorafobia y pánico. Universitat de Barcelona. Facultat de Psicologia. Barcelona. 2005.

BARLOW, D.H. (1988), Anxiety and its disorders. The natu- re and treatment of anxiety and panic, Nueva York, Guilford.

BARUK, Henri. La hipnosis. Ediciones Oikos-tau, s.a. Barcelona. 1976.

BECK, A.T; EMERY G.,Y GREENBERG,R . (1985), Anxiety disor- ders and phobias. A cognitive perspective, Nueva York, Basic Books.

BOGIAIZIAN, Daniel, SOUKOYAN, Gloria y LICEAGA, Rodolfo. Combatiendo el miedo al miedo: manual de autoayuda para combatir el pánico y la agorafobia. Ayuda-Asociación: Tratamiento y recuperación de los trastornos de ansiedad. Lugar editorial. Buenos Aires. 2002

BOTELLA ARBONA, Cristina. "Tratamientos psicológicos eficaces para el trastorno de pánico". Universitat Jaume I. Facultad de Psicología. Psicothema. Vol. 13, No. 3, pp. 465-478. Castellón, España. 2001.

BRUGOS MIRANDA, David. Sesgos cognitivos atencionales y de interpretación en personas mayores con diagnóstico de trastorno de ansiedad generalizada. Tesis doctoral. Universidad Autónoma de Madrid, Facultad de Psicología, Departamento de psicología biológica y de la salud. Madrid. 2013.

CANALES JOHNSON, Andrés, LANFRANCO, Renzo, VARGAS, Este- ban e IBÁÑEZ, Agustín. "Neurobiología de la hipnosis y su contribución a la comprensión de la cognición y la conciencia". Anales de psicología. Vol. 28, No. 3, pp. 1003-1010. Murcia, España. Octubre de 2012.

CANGAS DÍAZ, Adolfo. "Análisis y modificación de la susceptibilidad hipnótica". Anales de psicología. Vol. 15, No. 1, pp. 89-97. Murcia, España. 1999.

CARDEÑA, Etzel, MALDONADO, José, GALDÓN, María José y SPIEGEL, David."La hipnosis y los trastornos postraumáticos". Anales de psicología. Vol. 15, No. 1, pp. 147-155. Murcia, España. 1999.

CEDILLO ILDEFONSO, Benita. "Generalidades de la neurobiología de la ansiedad". Universidad Nacional Autónoma de México. Facultad de estudios superiores Iztacala.

Revista electrónica de psicología Iztacala. Vol. 20, No. 1, pp. 239-251. Iztacala, México. Marzo de 2017.

CEJUDO DE LA SIERRA, Regina y FERNÁNDEZ MESA, Alexis. "Fobia social, un fenómeno incapacitante". Universidad Nacional Autónoma de México.

Facultad de estudios superiores Iztacala. Revista electrónica de psicología Iztacala. Vol. 18, No. 2, pp. 836-851. Iztacala, México. Junio de 2015.

CLARK,D.A, and BECK,A.T (1989), Cognitive theory and therapy of anxiety and depression , In P.C.Kendall and Watson , Anxiety and De- pression: Distintive and overlapping features pp. 379-411. San Diego, CA: Academic press.

CORDELLA MASINI, María Patricia. "Terapia sistémica y angustia". Pontificia Universidad Católica de Chile. Revista electrónica de psicología Iztacala. Vol. 17, No. 2, pp. 498-534. Iztacala, México. Junio de 2014.

COYLE PK, STERMAN AB. Focal Neurologic Symp- toms in panic Attacks. Am J Psychiat 1986; 143: 648-649.

ECHEBURÚA, Enrique y DE CORRAL, Paz. "Trastorno de pánico: ¿Terapias psicológicas, psicofármacos o tratamientos combinados?". Universidad del País Vasco. Facultad de psicología. Análisis y modificación de conducta. Vol. 25, No. 103 pp. 676-702. San Sebastián. 1999.

ESPADA LARGO, Francisco Javier. Estudio de perfiles diferenciales de ansiedad a través de lI.S.R.A. Tesis doctoral. Universidad Complutense de Madrid. Facultad de Psicología. Madrid. 1995.

Equipo de trabajo Protocolos psiquiatría adulto. "Trastornos de ansiedad, protocolos de derivación en psiquiatría adulto". Servicio de salud Araucanía del sur. Departamento de hospitales atención primaria. Diciembre de 2011.

FIORENZA, Andrea. Noventa y nueve estrategias para superar el miedo, la ansiedad y las fobias: trucos para desatar los nudos de la mente. Traducción Juan Carlos Gentile Vítale. Editorial Intermedio. Bogotá. 2007.

GADEA, Marien, ESPERT, Raúl y NAVARRO, José Francisco. "Bases biológicas de los ataques de pánico". Psicología conductual. Vol. 6, No 1. Pp. 63-78. España. 1998.

GONZÁLEZ ORDI, Héctor. Sugestionabilidad e hipnosis: aspectos cognitivo subjetivos y psicofisiológicos. Tesis doctoral. Universidad Complutense de Madrid. Facultad de Psicología. Madrid. 1999.

GONZÁLEZ ORDI, Héctor y TOBAL, Juan José Miguel. "Datos experimentales versus clínicos en la investigación sobre hipnosis". Psicothema. Vol. 6, No 1, pp. 27-38. Castellón, España. 1994.

GUTIÉRREZ QUINTANILLA, José Ricardo y PORTILLO GARCÍA, Cecilia Beatriz. La ansiedad y la depresión como indicadores de problemas de salud mental en los salvadoreños. Universidad Tecnológica del Salvador.

Revista electrónica de psicología Iztacala. Vol. 16, No 2, pp. 533-557. Iztacala, México. Junio de 2013.

IVANOVIC-ZUVIC, Fernando. Diagnóstico diferencial de las crisis de angustia. Universidad de Chile. Clínica Siquiátrica Universitaria. Revista chilena de epilepsia.Publicación oficial de la sociedad de epileptología de Chile. Año 3, No3 pp. 18-27. Santiago de Chile, Julio de 2002.

JARA VERA, Pedro y MARTÍNEZ SÁNCHEZ, Francisco. Hipnosis, hipnotizabilidad y expectativas de respuesta: una revisión crítica. Anales de psicología. Vol. 15, No 1, pp. 39-56. Murcia, España. 1999.

KIRCANSKI, Katharina, CRASKE, Michelle, EPSTEIN, Alyssa and WITTCHEN,Hans-Ulrich. Subtypes of panic attacks: a critical review of the empirical literature. In Depression and Anxiety 26(10):878-87 · January 2011.

KRISHNAMURTI, Jiddu. Sobre el miedo. Traducción Armando Clavier. Edaf. Madrid. 1997.

LAMAS, Juan R. La hipnosis: ese desconocido tan familiar. Anales de psicología. Vol. 15, No 1, pp. 1-2. Murcia, España. 1999.

LYDIARD, Bruce. Romper el "circuito del miedo" en el trastorno de pánico resistente. Psiquiatría práctica. Traducido de © 2003 Current Psychiatry Online, Volume 2, Number 11 (noviembre de 2003). Publicado con permiso de Current Psychiatry Online.

LÓPEZ, Gustavo José, QUARANTA, Adrián Maximiliano y QUARANTA, Telmo Ramón. Trastorno de pánico y dolor torácico. Revista de posgrado de la sexta cátedra de medicina. No. 167. Marzo de 2007.

MARINA, José Antonio. Anatomía del miedo. Editorial Anagrama. Barcelona. 2011.

MAVISSSAKALIAN M. The relationship between panic disorder/ agora- phobic and personality disorder. Psichiat Clin North Am 1990; 13 : 661- 684.

MCNALLY, Richard. Nuevos desarrollos en el tratamiento del trastorno de pánico. Revista de psicopatología y psicología clínica. Vol.1, No. 2 pp. 91-103. Madrid 1996.

MENDOZA, M. Elena y CAPAFONS, Antonio. Eficacia de la hipnosis clínica: resumen de su evidencia empírica. Papeles del psicólogo. Vol. 30, No. 2 pp. 98-116. Valencia, España. 2009.

MENDOZA, M. Elena, CAPAFONS, Antonio, ESPEJO, Begoña y MONTALVO, Doris. Creencias y actitudes hacia la hipnosis de los psicólogos españoles.

Psicothema. Vol. 21, No. 3, pp. 465-470g. Castellón, España. 2009.

MILOS ESTRADA, Danilo Andrés. Factores potenciales de riesgo para síndrome de pánico, estudio trasversal de una muestra de atención primaria. Tesis doctoral Universidad de Granada, Facultad de Medicina, Departamento de Medicina Legal, Toxicología y Psiquiatría. Granada.2010.

MOLINADELPERAL, José Antonio. Adaptación de la escala de Valencia de actitudes y creencias hacia la hipnosis, versión cliente, con muestra portuguesa. Tesis doctoral. Universidad Complutense de Madrid.Facultad de Psicología. Madrid. 2015.

MORENO, Pedro. Superar la ansiedad y el miedo: un programa paso a paso. Colección crecimiento personal Serendipity, No. 67. Editorial Desclée de Brouwer. Bilbao. 2002.

MORENO IÑÍGUEZ, Miguel. El uso de la sugestión en la modificación de conductas automáticas. Tesis doctoral. Universidad Complutense de Madrid. Facultad de Medicina. Departamento de Psiquiatría. Madrid. 2010.

OTTO M, WHITTAL L. Cognitive-behavior therapy and the longitudinal course of panic disorder. Psychiat Clin North Am Vol 1995; 18 : 803-820.

PÉREZ LIZERETTI, Nathalie. Tratamiento de los trastornos de ansiedad: Diseño y evaluación de una intervención grupal basada en la inteligencia emocional. Tesis doctoral. Universitat Ramon Llull, Facultat de Psicologia, Departamento de Psicologia, Ciencies de l'Educació i de l'Esport Blanquerna. Barcelona. 2009.

POLLACK M, JORDAN W, SMOLLER J. The longitudinal course and outcome of panic disorder. Psychiat Clin North Am 1995; 18 : 785-801.

REYES PEREZ, Verónica y REILD MARTÍNEZ, Lucy María. Estrategias de afrontamiento utilizadas por niños y adolescentes ante el miedo social y doméstico. Universidad Nacional Autónoma de México, Facultad de Psicología, Departamento de Humanidades. Multidisciplina. No. 17, enero-abril 2014, pp. 136-158. México. 2014.

REVENSTORF,DirkyZEYER,Reinhold.AprenderHipnosis;aumentodel rendimiento y superación del estrés por medio de la autohipnosis. Traducción: Macarena González. Ediciones Herder. Barcelona. 2003.

ROCA, Elia. El trastorno de pánico y su tratamiento: terapia cognitiva focal en formato de grupo. Universidad de Valencia, Facultad de psicología, Departamento de personalidad, evaluación y tratamiento Psicológico. Http// www.cop.es/colegiados/PV00520. Valencia, España. 2001.

ROCA, Elia. Como superar el pánico (con o sin agorafobia), programa de autoayuda. Ediciones ACDE. Valencia, España. 2015.

SANDIN, Bonifacio. Evitación interoceptiva: nuevo constructo en el campo de los trastornos de ansiedad. Revista de psicopatología y psicología clínica. Vol. 10, No. 2, pp.103-114. Madrid 2005.

SANDIN, Bonifacio, RODERO Baltazar, SANTED, Miguel y GARCÍA-CAMPAYO, Javier. Sucesos vitales estresantes y trastorno de pánico: relación con el inicio del trastorno, la gravedad clínica y la agorafobia.

Revista de psicopatología y psicología clínica. Vol. 11, No. 3, pp.179-190. Madrid 2006.

SHEEHAN, Elaine. Cómo combatir la ansiedad y el pánico. Traducción Albert Solé. Ediciones Martínez Roca. Santafé de Bogotá. 1997.

STOSSEL, Scott. Ansiedad: miedo, esperanza y la búsqueda de la paz interior. Traducción Santiago del Rey farres. Editorial Seix Barral. Barcelona. 2014.

TORTOSA, Francisco, GONZÁLEZ ORDI, Héctor y TOBAL, Juan José Miguel. La hipnosis: una controversia interminable. Anales de psicología. Vol. 15, No. 1, pp. 3-25. Murcia, España. 1999.

VIEDMA DEL JESÚS, María Isabel. Mecanismos psicofisiológicos de la ansiedad patológica: implicaciones clínicas. Tesis doctoral. Universidad de Granada, Facultad de Psicología, Departamento de Personalidad, Evaluación y Tratamiento Psicológico. Granada. 2008.

LOVETT, J. (2000). La curación del trauma infantil mediante EMDR. Barcelona: Paidos-Iberica.

RICHARDSON, P., WILLIAMS, S., HEPENSTALL, S., GREGORY, L., MCKIE, S., CORRIGAN, F. (2009). EMDR Treatment of a Patient With Posttraumatic Stress Disorder. Journal of EMDR. Practice & Research, 3 (1), 10-23.

SHAPIRO, F. (2005). Eye movement desensitization and reprocessing: Basic principles, protocols and procedures. (2a Ed.). New York: Guilford Press (trabajo original publicado en 2001).

SHAPIRO, F. (2007). Four Elements Exercise. Journal of EMDR. Practice and Research. 2,113-115.

RODRÍGUEZ DE BEHRENDS, Marisa. Un adulto con ataque de pánico. Las consecuencias de un trauma temprano olvidado tratado con EMDR. III Congreso Internacional de Investigación y Práctica Profesional en Psicología. XVIII Jornadas de Investigación, Séptimo Encuentro de Investigadores en Psicología del MERCOSUR. Facultad de Psicología, Universidad de Buenos Aires, Buenos Aires, 2011. https://www.aacademica.org/000-052/243.pdf

Printed in Great Britain
by Amazon

22474591R00139